F.C. Uecker

Hals-, Nasen-, Ohrenheilkunde in Frage und Antwort

F.C. Uecker

Hals-, Nasen-, Ohrenheilkunde
in Frage und Antwort

Fragen und Fallgeschichten
zur Vorbereitung auf mündliche Prüfungen
während des Semesters und im Examen

1. Auflage

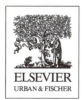

URBAN & FISCHER   München · Jena

Zuschriften und Kritik an:
Elsevier GmbH, Urban & Fischer Verlag, z.Hd. Anita Eppelin, Karlstraße 45, 80333 München

Wichtiger Hinweis für den Benutzer
Die Erkenntnisse in der Medizin unterliegen laufendem Wandel durch Forschung und klinische Erfahrungen. Herausgeber und Autoren dieses Werkes haben große Sorgfalt darauf verwendet, dass die in diesem Werk gemachten therapeutischen Angaben (insbesondere hinsichtlich Indikation, Dosierung und unerwünschten Wirkungen) dem derzeitigen Wissensstand entsprechen. Das entbindet den Nutzer dieses Werkes aber nicht von der Verpflichtung, anhand der Beipackzettel zu verschreibender Präparate zu überprüfen, ob die dort gemachten Angaben von denen in diesem Buch abweichen und seine Verordnung in eigener Verantwortung zu treffen.
Wie allgemein üblich wurden Warenzeichen bzw. Namen (z.B. bei Pharmapräparaten) nicht besonders gekennzeichnet.
Der Verlag hat sich bemüht, sämtliche Rechteinhaber von Abbildungen zu ermitteln. Sollte dem Verlag gegenüber dennoch der Nachweis der Rechtsinhaberschaft geführt werden, wird das branchenübliche Honorar gezahlt.

Bibliografische Information Der Deutschen Bibliothek
Die Deutsche Bibliothek verzeichnet diese Publikation in der Deutschen Nationalbibliografie; detaillierte bibliografische Daten sind im Internet über http://dnb.ddb.de abrufbar.

Alle Rechte vorbehalten
1. Auflage 2006
© Elsevier GmbH, München
Der Urban & Fischer Verlag ist ein Imprint der Elsevier GmbH.

06 07 08 09 10   5 4 3 2 1

Für Copyright in Bezug auf das verwendete Bildmaterial siehe Abbildungsnachweis.

Das Werk einschließlich aller seiner Teile ist urheberrechtlich geschützt. Jede Verwertung außerhalb der engen Grenzen des Urheberrechtsgesetzes ist ohne Zustimmung des Verlages unzulässig und strafbar. Das gilt insbesondere für Vervielfältigungen, Übersetzungen, Mikroverfilmungen und die Einspeicherung und Verarbeitung in elektronischen Systemen.

Um den Textfluss nicht zu stören, wurde bei Patienten und Berufsbezeichnungen die grammatikalisch maskuline Form gewählt. Selbstverständlich sind in diesen Fällen immer Frauen und Männer gemeint.

Planung: Dr. Dorothea Hennessen
Lektorat: Dr. med. Elisabeth Zils, Anita Eppelin
Redaktion: Dr. Kathrin Feyl
Herstellung: Peter Sutterlitte, Rainald Schwarz
Satz: abavo GmbH, Buchloe
Druck und Bindung: LegoPrint, S.p.A., Lavis (TN)
Umschlaggestaltung: SpieszDesign, Neu-Ulm
Titelfotografie: Eckard Schulz, Fotodesign, München

Printed in Italy

ISBN-13: 978-3-437-41023-9
ISBN-10:   3-437-41023-7

Aktuelle Informationen finden Sie im Internet unter www.elsevier.de und www.elsevier.com

Vorwort

Liebe Leserinnen und Leser,

Ziel des Buches Hals-, Nasen-, Ohrenheilkunde in Frage und Antwort ist nicht nur die Vorbereitung auf mündliche Prüfungen, die meist viel zu kurzfristig und unüberschaubar scheinen. Es soll auch das Interesse für ein sehr charmantes Fach wecken, das operativ ebenso wie konservativ aufgeschlossenen Ärzten einen spannenden Beruf bieten kann.

Gerade das Lernen in Kleingruppen und die Simulation einer Prüfung wird das Wissen vervollständigen und insbesondere die Fähigkeit, das Gelernte abzurufen und zu präsentieren, verbessern. Auch das eigene Verhalten beim Prüfen der Kommilitonen kann ganz nebenbei kritisch bewertet werden. Ganz bewusst soll dieses Buch nicht die Vollständigkeit eines HNO-Standardwerkes erreichen, aber durch Fragen, die in ähnlicher Form an verschiedenen Universitäten gestellt wurden, Grundlage für eine effektive Prüfungsvorbereitung bieten. Fragen und Antworten sind thematisch geordnet und tragen dem Wunsch von Prüfern und auch Prüflingen nach hoher klinischer Relevanz Rechnung. Ausgewählte Abbildungen und Graphiken sollen den Text veranschaulichen und die bekannte Kopf-Hals-Anatomie vergegenwärtigen bzw. erweitern.

Für die freundliche Unterstützung möchte ich mich beim Verlag Urban & Fischer bedanken. Besonders möchte ich die fachlich höchst kompetente Hilfe von Frau Anita Eppelin, Frau Dr. Kathrin Feyl und Frau Andrea Wintermayr aus dem Lektorat hervorheben.

Ich wünsche Ihnen viel Erfolg – und dass Sie durch Ihre Vorbereitung entspannt in die Prüfung hineingehen und mit einem guten Gefühl wieder aus ihr herauskommen werden!

Florian C. Uecker Dresden, im September 2006

Inhaltsverzeichnis

1 Ohr 1
1.1 Grundlagen 1
1.2 Status und Untersuchung 6
1.3 Erkrankungen des äußeren Ohrs 15
1.4 Erkrankungen des Mittelohrs 21
1.5 Erkrankungen des Innenohrs 34
1.6 Retrocochleäre Erkrankungen 44
1.7 Erkrankungen der Laterobasis 47

2 Nase, Nasennebenhöhlen, Gesicht 51
2.1 Grundlagen 51
2.2 Status und Untersuchung 56
2.3 Erkrankungen der äußeren Nase und des Gesichts 60
2.4 Erkrankungen der inneren Nase und der Nasennebenhöhle 65

3 Mund 85
3.1 Grundlagen 85
3.2 Status und Untersuchung 86
3.3 Erkrankungen 87

4 Kopfspeicheldrüsen 95
4.1 Grundlagen 95
4.2 Status und Untersuchung 96
4.3 Erkrankungen der Kopfspeicheldrüsen 96

5 Pharynx und Ösophagus 107
5.1 Grundlagen 107
5.2 Status und Untersuchung 109
5.3 Erkrankungen des Nasopharynx 110
5.4 Erkrankungen des Oropharynx 114
5.5 Erkrankungen des Hypopharynx 123
5.6 Erkrankungen des Ösophagus 125

6 Hals 131
6.1 Grundlagen 131
6.2 Status und Untersuchung 134
6.3 Erkrankungen des Halses 135

7 Larynx 147
7.1 Grundlagen 147
7.2 Status und Untersuchung 151
7.3 Erkrankungen des Larynx 152

8 Trachea 163
8.1 Grundlagen 163
8.2 Status und Untersuchung 164
8.3 Erkrankungen der Trachea 164

9 Phoniatrie 169

10 Checkliste für den letzten Tag vor der Prüfung 173
10.1 Anatomie 173
10.2 Diagnostik und Untersuchungsmethoden 177
10.3 Leitsymptome und ihre häufigsten Differentialdiagnosen 184

11 Farbtafeln 189

Index 197

Allgemeine Hinweise und Tipps

Prüfungsvorbereitung

Zur optimalen Prüfungsvorbereitung empfiehlt es sich, neben dem Einzelstudium Lerngruppen zu bilden. Zwei bis drei Monate sollten sich die Teilnehmer der Lerngruppen etwa 2–3-mal pro Woche treffen. Vor jedem Treffen sollte ein Thema vereinbart werden, das für das nächste Mal vorbereitet wird. Dies erhöht die Motivation zum regelmäßigen Lernen und ermöglicht gleichberechtigte und ergänzende Diskussionen. Punkte, die dem Einzelnen während des Einzelstudiums unklar geblieben sind, sollten notiert und in der Gruppe vorgestellt und beraten werden. Auf diesem Weg kann man das eigene Wissen kontrollieren und Sicherheit gewinnen.

Das Lernen in Lerngruppen hilft, Ängste vor der freien Rede abzubauen und trainiert das freie und strukturierte Antworten. Durch regelmäßiges Treffen wird der Kontakt zu den anderen Studierenden aufrecht gehalten. Meist stellt man zudem fest, dass das Lernen in der Gruppe mehr Spaß macht, als zu Hause oder in der Bibliothek allein vor seinen Büchern zu hocken. Und wenn man dann doch einmal in ein „Tief" fällt, schaffen es andere meist wesentlich besser, die Stimmung und das Selbstbewusstsein wieder zu heben.

Verhalten während der Prüfung

Es empfiehlt sich, sich als Prüfungsgruppe bei den Prüfern vorzustellen. Nur wenige Prüfer sind zu einem Gespräch nicht bereit. Viele Prüfer geben Tipps und Hinweise, worauf man sich vorbereiten sollte, oder nennen Themen, die sie auf keinen Fall abfragen. Alle Prüflinge sollten nach der Vorbereitungszeit einen ähnlichen Wissensstand haben. Extrem schlechte oder extrem gute Prüflinge stören die Gruppendynamik und können Prüfer zu sehr verärgern bzw. begeistern. Beim 3. Staatsexamen wird die Prüfung meist zweigeteilt, d.h. zuerst werden ein oder mehrere Patienten untersucht, und später erfolgt die eigentliche mündliche Prüfung. Vielfach wird auf den zuvor untersuchten Patienten eingegangen, sodass man die freie Zeit zwischen den Prüfungsteilen nutzen sollte, sich über das Krankheitsbild des Patienten genauer zu informieren.

Die Kleidung zur Prüfung sollte man innerhalb der Gruppe besprechen: „etwas feiner als sonst" hat sich bewährt; es muss nicht gleich Anzug oder Kostüm sein. Auf alle Fälle sollte man sich in seiner Haut einigermaßen wohl fühlen.

Natürlich kann man für eine Prüfung nicht den Typ abstreifen, der man ist. Trotzdem sollte man sich bewusst machen, dass manche Verhaltensweisen eher verärgern und nicht zu einer angenehmen Prüfungssituation beitragen. Sicherlich ist es gut, eine Prüfung selbstbewusst zu bestreiten. Arroganz und Überheblichkeit jedoch sind, selbst wenn man exzellent vorbereitet und die Kompetenz des Prüfers zweifelhaft ist, fehl am Platz. Jeder Prüfer kann einen, so er möchte, vorführen und jämmerlich zappeln lassen. Also: besser keinen vermeidbaren Anlass dazu liefern. Genauso unsinnig und peinlich ist es, devot und unterwürfig zu sein.

Auch wenn man vor der Prüfung gemeinsam gelitten, während der Vorbereitungszeit von der Gruppe profitiert hat, geht es in der Prüfung um das eigene Bestehen, die eigene Note. Man braucht sich darüber nichts vorzumachen. Trotzdem sollte man in der Prüfung fair bleiben und z.B. nicht aus freien Stücken gerade die Fragen und Themen aufgreifen, an denen sich der Mitprüfling die Zähne ausgebissen hat.

Häufige Frageformen

Offene Fragen: Dies ist die häufigste Frageform. Die Antwort sollte strukturiert und flüssig erfolgen. Ziel ist es, möglichst lange zu reden, sich gleichzeitig aber nicht in unwichtigen Dingen zu verlieren. Viele Prüfer unterbrechen dann den Redefluss und dies kann enorm verwirren. Schon in den Vorbereitungsmeetings sollte man sich zur Beantwortung der Fragen eine gute Struktur angewöhnen, z. B. Definition – Ätiologie – Symptomatik – Diagnostik – Therapie. Es empfiehlt sich, im Schlusssatz eine neue Problematik, in der man sich gut auskennt, anzuschneiden, die der Prüfer aufgreifen kann.

Nachfragen: Im Anschluss an eine offene Frage kommt es oft zu einigen Nachfragen, die das angeschnittene Thema vertiefen. Dabei wird der Schwierigkeitsgrad der Fragen meist höher. Die Prüfer tasten sich an die Grenzen der Prüflinge heran.

Fallbeispiele: Fallbeispiele eignen sich immer gut, praktische Belange abzufragen. Daher sind sie besonders in den handwerklichen Fächern sehr beliebt. Es besteht die Chance, dass sich zwischen Prüfer und Prüfling ein kollegiales Gespräch entwickelt. Eindeutige Beschreibungen und charakteristische Krankheitsbilder machen die Beantwortung der Frage meist einfach. Zu Anfang sollte immer auf mögliche Differentialdiagnosen eingegangen werden. Vorsicht ist bei Krankheitsbildern geboten, über die man nicht viel weiß. Der Prüfer könnte sie bei einer weiteren Frage aufnehmen und man gerät arg ins Schwitzen. Also sich selbst keine Grube graben.

Probleme während der mündlichen Prüfung

Während einer mündlichen Prüfung können vielfältige Probleme auftreten, die man im Gegensatz zur schriftlichen Prüfung sofort und möglichst souverän managen muss.

- Kann man eine Frage nicht beantworten, braucht man nicht sofort zu verzweifeln. Auf Nachfragen oder Bitten um weitere Informationen formuliert der Prüfer seine Frage oft anders. Dies kann auch sinnvoll sein, wenn man merkt, dass man am Prüfer vorbeiredet.
- Was ist jedoch, wenn es nicht zum „Aha-Effekt" kommt? Ein Problem, das nur schwer zu lösen ist. Die meisten Prüfer helfen weiter oder wechseln das Thema. Selbst wenn eine Frage nicht beantwortet wird, ist dies noch lange kein Grund durchzufallen.
- In Prüfungssituationen beginnen viele Prüflinge vor Aufregung zu stottern oder sich zu verhaspeln. Dies ist normal. Vor und während einer Prüfung darf man aufgeregt sein, dafür hat jeder Prüfer Verständnis. Übertriebene Selbstsicherheit löst sogar bei manchen Prüfern Widerwillen und Antipathie aus.
- Sehr unangenehm wird die Situation, wenn Mitstreiter „abstürzen". Die Prüfung spitzt sich zu, und der Prüfer reagiert verärgert. Hier hilft nur: Ruhig bleiben. Der Gedanke, dass der Prüfer sich ebenfalls unwohl fühlt und kein persönliches Interesse hat, die Situation weiter zu verschärfen, erleichtert ungemein.
- Gelassen die Fragen der anderen geschehen lassen. Das Gefühl „alle guten Fragen sind schon weg, ehe ich an die Reihe komme" ist nicht außergewöhnlich.
- Häufig ist ein Prüfer bekannt dafür, dass er besonders „gemein" und schwer prüft. Bemerkenswert ist jedoch, dass die Kritik oft von früheren Prüflingen stammt, die entweder durchgefallen sind oder die Prüfung mit einer schlechten Note bestanden haben. Weiß man jedoch, dass dies nicht der Fall sein kann, weil man die Informationsquelle kennt, hilft nur eins: Lernen, Lernen, Lernen.

Manche Prüfer fragen, ob zur Notenverbesserung eine weitere Fragenrunde gewünscht wird. Eine solche Chance sollte man sich nicht entgehen lassen, da man nur gewinnen kann.

Internet-Recherche

Gerade in mündlichen Prüfungen neigen einige Professoren dazu, Themen anzusprechen, die in einem engen Zusammenhang mit ihrem Forschungsgebiet stehen. Leider bleibt aber bekanntlich wenig Zeit, sich nach Bekanntgabe von Prüfer und Fach mit aufwändigen Internetrecherchen zu beschäftigen. Damit die Suche möglichst schnell zum Erfolg führt, geben wir Euch ein paar Tipps für ein gezieltes Vorgehen mit Hilfe von www.google.de.

Beispielsuchanfragen: Pathogenese der Arteriosklerose
- Wenn der erste Suchbegriff (Arteriosklerose) im Titel der Seite erscheinen soll, der andere (Pathogenese) im Text: z. B. **intitle: „Otosklerose" Pathogenese**
- Viele Dozenten stellen Unterlagen in Form von Powerpoint-Präsentationen (ppt), Adobe-Dokumenten (pdf) oder Word-Dokumenten (doc) zum Download bereit. Durch die zusätzliche Eingabe von ext: listet Google nur Suchergebnisse eines entsprechenden Dateityps auf: z. B. **Otosklerose ext:pdf**
- Auch Studenten legen oft Referate zu speziellen Themen im Internet ab. Da die entsprechenden Webseiten aber meist keine echten de-Domains besitzen, über viele Werbefenster finanziert werden und in Suchmaschinen erst auf Seite 20 erscheinen, sollte man direkt in den Inhaltsverzeichnissen der Seiten nach Dokumenten suchen: z. B. **„Index of/" +pdf „Otosklerose"**
- Alternativ ist es auch möglich, schon bekannte Webseiten nach bestimmten Inhalten zu durchsuchen: z. B. **site:http://www.medizinstudent.de Otosklerose**

Hinweise für die Benutzung

Alle Angaben entsprechen den Standards und dem Kenntnisstand zur Zeit der Drucklegung. Dennoch können klinikintern abweichende diagnostische und therapeutische Vorgehensweisen üblich sein.

Alle diejenigen, die zum ersten Mal mit einer „In Frage und Antwort"-Reihe arbeiten, sollten sich anfangs durch die sehr ausführlichen Antworten, so wie sie in der mündlichen Prüfung nur ein sehr guter Student geben würde, nicht entmutigen lassen. Zweck der Reihe ist es, sich durch häufiges Wiederholen ein strukturiertes und inhaltlich vollständiges Wissen anzutrainieren.

Bedeutung der Symbole in der Randspalte

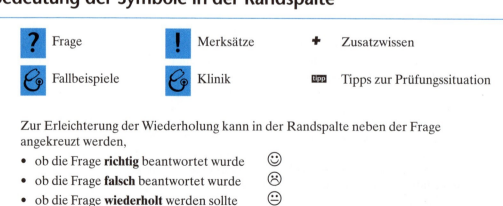

Abkürzungsverzeichnis

A
A.	Arteria
ACE	A. carotis externa
ACI	A. carotis interna
AEP	akustisch evozierte Potentiale
ASS	Acetylsalicylsäure

B
BERA	Brainsteam evoked response audiometry, Hirnstammaudiometrie
BPLS	benigner paroxysmaler Lagerungsschwindel
BSG	Blutkörperchensenkungsgeschwindigkeit

C
CERA	Cortical electric response audiometrie, Hirnrindenaudiometrie
CMV	Zytomegalie-Virus
CPAP	Continuous positive airway pressure, kontinuierliche Beatmung
CT	Computertomographie
CUP	Carcinoma of unknown primary, Karzinom bei unbekanntem Primärtumor

D
dB	Dezibel
DD	Differentialdiagnose
DPOAE	Distorsionsprodukte otoakustischer Emissionen

E
EBV	Epstein-Barr-Virus
ECochG	Elektrocochleographie
EEG	Elektroenzephalogramm
ELISA	Enzyme-Linked-Immuno-Sorbent-Assay
ENG	Elektronystagmographie
ERA	Electric response audiometry, elektrisch evozierte Potentiale

F
FAEP	frühe akustisch evozierte Potentiale

G
G.	Ganglion
Gl	Glandula
Gy	Gray

H
HSV	Herpes-simplex-Virus
HWS	Halswirbelsäule
Hz	Hertz (Einheit für Frequenz)

I
i.v.	intravenös
IgE	Immunglobulin E
IgM	Immunglobulin M
ITN	Intubationsnarkose

L
Lig.	Ligamentum
LJ	Lebensjahr

M
M.	Musculus
MRT	Magnetresonanztomographie

N

N.	Nervus
Nd:YAG-Laser	Neodym-dotierter Yttrium-Aluminium-Granat-Laser
NNH	Nasennebenhöhle(n)
NSAID	Nichtopioid-Analgetika

O

OAE	otoakustische Emissionen
OSAS	obstruktives Schlafapnoesyndrom

P

PET	Positronenemissionstomographie

R

RAST	Radio-Allergo-Sorbent-Test
RIST	Radio-Immuno-Sorbent-Test

T

TEOAE	transitorisch evozierte OAE
TNM	Stadieneinteilung von malignen Tumoren (Tumor – Nodus – Metastasen)
TSA	Tonschwellenaudiometrie
TSH	Thyroid-stimulating hormone, Thyreoidea-stimulierendes Hormon

V

V.	Vena
V.a.	Verdacht auf
VZV	Varicella-Zoster-Virus

Z

Z.n.	Zustand nach
ZNS	Zentralnervensystem

Quellenverzeichnis

[1] Klinikleitfaden Hals-, Nasen-, Ohrenheilkunde, Urban & Fischer, München, 2. Aufl., 1997
[2] Franzen, Kurzlehrbuch Hals-Nasen-Ohren-Heilkunde, Urban & Fischer, München, 2. Aufl., 2001
[3] Dhillon/East, Ear, Nose and Throat and Head and Neck Surgery, Churchill Livingstone, Edinburgh, 2. Aufl., 1999
[4] Lippert, Anatomie in Frage und Antwort, Elsevier Urban & Fischer, München, 4. Aufl., 2003
[5] Nagel, BASICS Hals-Nasen-Ohren-Heilkunde, Elsevier Urban & Fischer, München, 1. Aufl., 2005

1 Ohr

1.1 Grundlagen

Frage: Welche anatomischen Strukturen beurteilen Sie bei der **Ohrinspektion?**

Antwort: Die Ohrinspektion umfasst die Beurteilung der **Ohrmuschel,** des **Gehörgangs,** des **Trommelfells** und bei Perforation auch der Paukenhöhle. Des Weiteren ist auf das **Mastoid** und das **Lymphknotenabflussgebiet** des Ohres zu achten, das **präaurikulär** und **kaudal** des Ohrs zu finden ist.

Frage: Wie unterscheiden sich **knorpeliger** und **knöcherner Gehörgang?**

Antwort: Der **knorpelige Gehörgang,** der die lateralen ⅔ des etwa 25 mm langen Schallkanals ausmacht, enthält Talgdrüsen, Zeruminaldrüsen und Haarfollikel. Er ist gegenüber dem knöchernen Anteil nach vorne unten abgewinkelt. Der **knöcherne Gehörgang** ist durch eine sehr dünne Haut ausgekleidet, die direkt mit dem Knochen des Schläfenbeines verwachsen ist.

Frage: Wie sieht der **Normalbefund des Trommelfells** aus?

Antwort: Das Trommelfell ist eine trichterförmige Membran von etwa 1 cm Durchmesser, in deren Mitte der **Umbo** – die zentrale Einziehung des Trommelfells – zu sehen ist (☞ Abb. 1.1 und 1.2 im Farbteil). Von diesem zieht der **Hammergriff** als schmaler Streifen sichtbar nach vorne oben. Das Trommelfell ist in zwei Regionen aufgeteilt: die größere **Pars tensa** und kranial davon die hautfarbene **Pars flaccida.** Das Trommelfell sollte glatt und perlgrau-glänzend gefärbt, intakt und der dreieckige **Lichtreflex** an der typischen Stelle im vorderen unteren Quadranten lokalisiert sein. Die **Beweglichkeit** der Membran sollte vorhanden und adäquat sein.

✚ Die Trommelfellbeweglichkeit kann mit dem **Valsalva-Versuch,** dem **Toynbee-Test** oder mit Hilfe des **Politzer-Ballon** überprüft werden.

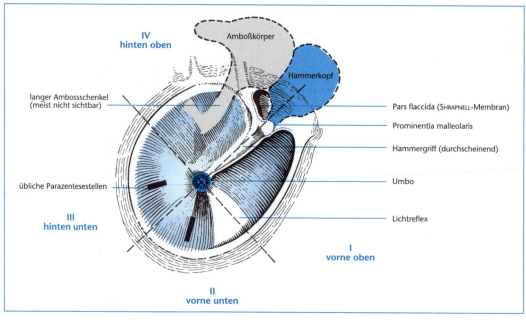

Abb. 1.1: Cochlea [2]

☐ ☐ ☐
☺ 😐 ☹

? Frage: Beschreiben Sie den **histologischen Aufbau des Trommelfells.**

Antwort: Die kleinere **Pars flaccida,** auch **Shrapnell-Membran** genannt, besteht aus zwei Schichten:
- Zum Gehörgang hin, in den sie kranial übergeht, findet sich mehrschichtiges Plattenepithel **(Stratum cutaneum).** Bei Unterdruck im Mittelohr ist diese Fläche otoskopisch nicht immer klar abgrenzbar, es kann sich sogar eine Epitheltasche nach innen bilden.
- Gegen die Paukenhöhle findet sich einschichtiges Plattenepithel **(Stratum mucosum).**

Die weitaus größere **Pars tensa** weist ebenfalls diese beiden Zellschichten auf, dazwischen liegen jedoch zusätzlich zwei bindegewebige Faserschichten **(Stratum fibrosum),** welche die höhere Rigidität erklärt: eine äußere Schicht mit radiärem Verlauf (Stratum radiatum) und eine innere Schicht, die zirkulär aufgebaut ist (Stratum circulare). Sie ziehen zirkulär in den **Anulus fibrocartilagineus,** der das Trommelfell begrenzt und im Sulcus tympanicus des knöchernen Gehörgangs verankert ist.

☐ ☐ ☐
☺ 😐 ☹

? Frage: An welche **anatomischen Strukturen** grenzen die **sechs Mittelohrwände?**

Antwort: In der Umgebung des Mittelohrraums finden sich folgende Strukturen:
- **Lateral** ist das **Trommelfell** der Abschluss des Mittelohres.
- **Medial** grenzt es an die **Cochlea** (Schnecke) des Innenohres. Die Schneckenbasis wölbt die mediale Wand als Promotorium in die Paukenhöhle. Weiter dorsal liegen das ovale und das runde Fenster. Über dem ovalen Fenster, das durch die Fußplatte des Stapes verschlossen ist, liegt der Canalis facialis, der nach kaudal und hinten umbiegt. Über dem Promotorium liegt der Kanal des M. tensor tympani.
- Die **kraniale Wand** der Paukenhöhle bildet eine dünne Knochenwand, das **Tegmen tympani;** darüber liegt in der mittleren Schläfengrube die Dura des Schläfenlappens.
- **Kaudal** grenzt die Paukenhöhle an den Bulbus venae jugularis.
- **Nach vorne** schließt sich der knöcherne Karotiskanal mit der Arteria carotis interna an.
- **Hinten** findet man das Antrum mastoideum und das Mastoid mit den meist pneumatisierten Zellen und dem mastoidalen Teil des N. facialis. In der hinteren knöchernen Wand liegt die Eminentia pyramidalis, ein pyramidenförmiger Vorsprung, der den M. stapedius enthält. Lateral davon zieht die Chorda tympani in das Mittelohr.

> tipp Am besten stellt man sich das Mittelohr als kleinen Kasten vor, um die Seitenwände zu benennen!

Frage: Sie erwähnten die **pneumatisierten Mastoidzellen.** Wo befinden sich diese? Sind sie bei jedem mit Luft gefüllt?

Antwort: Das pneumatische System des Schläfenbeins liegt hinter dem Antrum mastoideum, durch das es mit der Paukenhöhle in Verbindung steht. Bei Geburt ist nur das Antrum selbst vorhanden; die weiteren Hohlräume im Knochen entstehen in den ersten Lebensjahren durch enzymatischen, osteoklastischen Knochenabbau. Das Ausmaß an luftgefüllten Zellen gestaltet sich sehr unterschiedlich. Kommt es z.B. in Folge von **kindlichen Tubenbelüftungsstörungen** zu einer minderwertigen, hyperplastischen Schleimhaut und chronischer Otitis media mesotympanalis, ist eine gehemmte bis fehlende Pneumatisation die Regel. Die Pneumatisation ist üblicherweise mit dem 6.–12. Lebensjahr abgeschlossen.

> ✚ Antrum mastoideum: mit Schleimhaut ausgekleideter Raum zwischen Pauke und Mastoid.

Frage: Welche Funktion erfüllt die **Gehörknöchelchenkette** und wie ist sie aufgebaut? Wie wird die Steigbügelfußplatte im ovalen Fenster gehalten?

Antwort: Die Gehörknöchelchen sollen eine möglichst verlustarme **Übertragung der Schallenergie** vom schwingenden Trommelfell auf das ovale Fenster der Cochlea ermöglichen. Der **Hammer** (Malleus) ist mit seinem Griff fest im Trommelfell verankert und weist hier mittig den

> ✚ Die **Gehörknöchelchen** sind die kleinsten Knochen im Menschen. Zusammen wiegen sie weniger als 100 mg.

charakteristischen Umbo auf. Über ein relativ festes Sattelgelenk ist er mit dem **Amboss** (Incus) verbunden, der über ein relativ lockeres Gleitgelenk den **Steigbügel** (Stapes) in Bewegung versetzt. Die Basis des Steigbügels ist mit dem **Ligamentum anulare stapedis** im Foramen ovale verankert. Hier findet die Energieübertragung auf den Perilymphraum der Scala vestibuli statt. Die drei Gehörknöchelchen werden nur über ihr Periost versorgt und sind über dünne Sehnen mit den M. tensor tympani und M. stapedius verbunden.

? Frage: Wie werden die beiden **Binnenohrmuskeln** innerviert und welche Bedeutung haben sie?

Antwort: Im Mittelohr existieren zwei Binnenohrmuskeln:
- **M. stapedius:** innerviert vom **N. facialis.** Durch Zug am Stapeskopf versteift der Muskel die Gehörknöchelchenkette. Dies führt zu einer Dämpfung der Auslenkung und damit im Sinne einer kochleären Schutzfunktion zu einer verminderten Schallenergie. Bei einer Fazialisparese kommt es daher durch den nerval bedingten Ausfall des M. stapedius zu einer Hyperakusis.
- **M. tensor tympani:** innerviert vom **3. Trigeminusast.** Der Muskel spannt das Trommelfell durch medialen Zug am Hammergriff. Auch hier werden eine Schalldämpfung und damit ein Schutz der sensiblen Haarzellen angenommen.

Neben der Schutzfunktion vor Schallschäden scheinen die Binnenohrmuskeln durch Kontraktionen die Gelenkbeweglichkeit zwischen Hammer und Amboss sowie zwischen Amboss und Steigbügel zu fördern.

? Frage: Woraus besteht das **knöcherne Labyrinth** und welche Öffnungen gibt es darin?

Antwort: Das knöcherne Labyrinth besteht aus Cochlea, Vestibulum und den Bogengängen. Zwischen dem knöchernen und dem eingeschlossenen häutigen Labyrinth befindet sich der mit Perilymphe gefüllte, schmale Hohlraum. Es gibt mehrere Strukturen des häutigen Labyrinths, die **Öffnungen** im harten Strähnenknochen bilden:
- Das von der Stapesfußplatte verschlossene **ovale Fenster** trennt den Perilymphraum der Scala vestibuli vom luftgefüllten Mittelohr.
- Eine dünne elastische Membran (Membrana tympani secundaria) grenzt die Scala tympani gegen das Mittelohr ab und verschließt damit das **runde Fenster.**
- Der **Canaliculus cochleae** (Aquaeductus cochleae) geht nahe des runden Fensters aus der Scala tympani ab und verbindet diese mit dem Subarachnoidalraum.
- Der **Ductus endolymphaticus** verbindet den duranahen Saccus endolymphaticus mit dem Vestibulum.

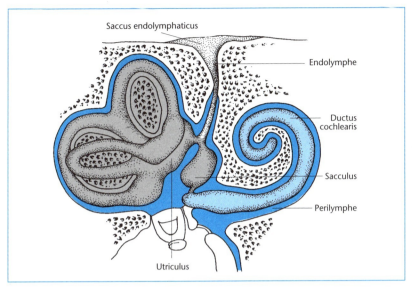

Abb. 1.3: Labyrinth [1]

Frage: Beschreiben Sie stichpunktartig den **Schalltransport** vom Gehörgang bis zur Hörrinde.

Antwort: Bis zur Reizübertragung auf die inneren Haarzellen handelt es sich um einen **mechanischen Weg:** Der Schall wird über die Ohrmuschel in den äußeren Gehörgang gelenkt und regt das Trommelfell zu einer Schwingung an. Diese wird über Hammer, Amboss, Steigbügel und ovales Fenster auf die Perilymphe übertragen. Es kommt zur Ausbildung der passiven Wanderwelle mit einer frequenzspezifischen Auslenkung der Basilarmembran. Dies führt zur Übertragung des Signals auf die Haarzellen des Corti-Organs. Das Corti-Organ befindet sich auf der Basilarmembran zwischen Scala media und Scala tympani. Es besteht aus Sinnesrezeptoren, den inneren und äußeren Haarzellen, die von Stützzellen umgeben sind. Nach Amplitudenmodulation des Reizes durch die äußeren Haarzellen senden die inneren Haarzellen das Signal durch Generierung eines Aktionspotentials zu Nervenzellen im Ganglion spirale. Es beginnt der **elektrochemische Weg:** Über den N. cochlearis gelangt die Erregung zum Nucl. cochlearis ventralis. Hier kreuzen die meisten Fasern zum kontralateralen oberen Olivenkomplex bzw. gelangen ungekreuzt zum Colliculus inferior. Wenige Fasern verbleiben ipsilateral und ziehen zum Nucl. cochlearis dorsalis, bevor auch sie kreuzen. Über den Lemniscus lateralis und den Colliculus inferior erreichen die Aktionspotentiale das ipsi- und kontralaterale Corpus geniculatum mediale und schließlich die Hörrinde im Temporallappen.

✚ Sehr hohe Frequenzen haben ihr Auslenkungsmaximum nahe der **Cochleabasis**, niedrige Frequenzen (60–400 Hz) im Bereich der **Cochleaspitze**.

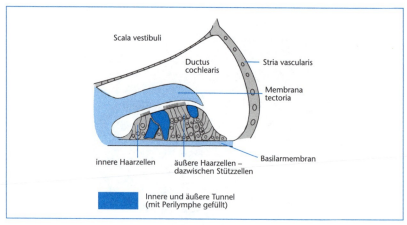

Abb. 1.4: Schnitt durch das Corti-Organ [5]

1.2 Status und Untersuchung

Frage: Wie wird die klassische **Otoskopie** durchgeführt und welche Strukturen werden mit dieser Methode beurteilt?

Antwort: Die Otoskopie dient der **Beurteilung des Trommelfells** und des **äußeren Gehörgangs.** Der Untersucher trägt einen perforierten Stirnreflektor. Durch eine Lichtquelle rechts vom Patienten wird das Licht auf den Spiegel und von dort Richtung Patientenohr eingestellt. Um den natürlichen Knick zwischen knorpeligem und knöchernem Gehörgang auszugleichen, wird die Ohrmuschel sanft nach hinten oben gezogen. Der Ohrtrichter wird vorsichtig in den äußeren Gehörgang eingeführt und der Blick auf das Trommelfell kann durch Veränderung der Kopfposition des Patienten optimiert werden. Heutzutage wird die Untersuchung des Trommelfells meist mit Hilfe eines Ohrmikroskops oder endoskopisch durchgeführt.

Frage: Beschreiben Sie die Anwendung des **Politzer-Ballons** und den **Valsalva-Versuch!**

✚ **Toynbee-Versuch:** Unterdruck im Nasenrachen durch Schlucken bei zugehaltener Nase führt bei adäquater Tubenventilation zu einer Einwärtsbewegung des Trommelfells.

Antwort: Mit dem Valsalva-Versuch und dem Politzer-Ballon werden die **Tubendurchgängigkeit** und die **Trommelfellbeweglichkeit** untersucht:
- Beim **Valsalva-Versuch** holt der Patient tief Luft und soll mit geschlossenem Mund und zugehaltener Nase unter Pressen kräftig ausatmen. Dadurch kommt es zu einem Luftstrom durch die Tube in das Mittelohr. Der Untersucher sieht bei der Otoskopie die resultierende Trommelfellbewegung und insbesondere die Vorwölbung der

Pars flaccida. Alternativ kann das entstehende Knackgeräusch auskultiert werden.
- Beim **Politzer-Manöver** wird mittels Kompression eines am Naseneingang befindlichen Ballons Luft in die Nase gepustet. Dies führt zu einem passiven nasalen Luftstrom, der bei angehobenem Gaumensegel einen Überdruck in Nasenrachen, den Tuben und dem Mittelohr erzeugt. Der Arzt hört durch einen Verbindungsschlauch zwischen seinem und dem untersuchten Ohr ein Knackgeräusch oder kann die resultierende Trommelfellbewegung in Form einer Vorwölbung otoskopisch beurteilen.

Frage: Was ist das **Hitselberger-Zeichen?**

Antwort: Das Hitselberger-Zeichen gibt Hinweise auf die **Sensibilität des äußeren Gehörganges.** Der Gehörgang wird hinten oben sensibel durch den **N. auricularis posterior** des N. facialis versorgt. Erfolgt in diesem Bereich eine mechanische Manipulation, kommt es üblicherweise zu einem reflektorischen Husten, der durch die Reizung des N. auricularis nervi vagi vermittelt wird. Bei einer Kompression des N. facialis von außen, wie z. B. durch ein Akustikusneurinom, fällt das Hitselberger-Zeichen **negativ** aus, d. h. es kommt zu einer Hypästhesie.

Frage: Welche Aussagen werden von einer **Hörprüfung** erwartet?

Antwort: Mit verschiedenen **klinischen** und **audiologischen Hörprüfungen** lassen sich Aussagen treffen über:
- die **Art** (Qualität) einer Hörstörung, z. B. Schallleitungs-, Schallempfindungs- oder kombinierte Schwerhörigkeit
- den **Schweregrad** (Quantität) einer Hörstörung, z. B. Normalhörigkeit, gering-, mittel- oder hochgradige Hörstörung, an Taubheit grenzende Hörstörung oder Taubheit
- die **Lokalisation** einer Hörstörung, ob es sich also z. B. bei einer Schallempfindungsschwerhörigkeit um eine cochleäre oder retrocochleäre Störung handelt

Frage: Welche **klinischen Hörprüfungen** gibt es und wann setzt man sie ein?

Antwort: Klinische Hörprüfungen dienen der groben **orientierenden Diagnostik** und geben Hinweise darauf, ob eine Hörstörung vorliegt und welches Ohr betroffen ist. Sie liefern weiterhin Informationen über die **Qualität** und das **Ausmaß** der Erkrankung. Mit den **Hörprüfungen nach Weber** und **Rinne** kann für beide Seiten getrennt mit einer Stimmgabel zwischen Schallleitungs- und Schallempfindungsschwerhörigkeit differenziert werden. Die **Sprachabstandsprüfung** für Flüster- und Umgangssprache kann das Ausmaß einer Hörstörung eingrenzen. Außerdem kann eine grobe Einteilung in Hörstörungen des Tiefton- und Hochtonbereiches erfolgen.

? Frage: Erläutern Sie das Prinzip der **Hörprüfung nach Weber!**

Antwort: Die angeschlagene Stimmgabel wird auf die Medianlinie des Schädels aufgesetzt. Normalerweise wird die Vibration über den Schädelknochen seitengleich in beide Innenohre übertragen und führt zu einer Wahrnehmung des Geräusches in der Mitte (☞ Abb. 1.5 oben). Eine **Schallleitungsschwerhörigkeit** führt zu einer Lateralisation in das **schlechter** hörende Ohr, da die Vibrationsenergie bei regelrechter Cochlea und retrokochleärem Hörvermögen schlechter abfließen kann und die Strukturen des Innenohres durch fehlende Umweltgeräusche sensitiver sind. Eine **Schallempfindungsschwerhörigkeit** dagegen führt zu einer Lateralisation in das **besser** hörende Ohr. Bei kombinierten Hörstörungen sind die Befunde differenzierter auszuwerten.

! Merke: Bei **symmetrischer** (beidseitig gleicher) **Hörminderung** findet wie bei Normalhörigkeit **keine Lateralisation** statt.

? Frage: Warum gehört der Stimmgabelversuch nach Weber zur regelmäßigen Nachkontrolle einer Ohroperation?

Antwort: Der postoperative Patient mit Ohrtamponade, Ohrverband und z. T. Hämatotympanon hat eine einseitige Schallleitungsschwerhörigkeit und lateralisiert den Ton auf die erkrankte Seite. Kommt es zu einer Innenohrschwerhörigkeit nach der Operation, lateralisiert der Patient auf die noch hörende Seite, d. h. in das nicht operierte Ohr. Somit ist durch den Weber-Test eine einfache und effiziente postoperative Verlaufskontrolle gegeben.

? Frage: Erläutern Sie das Prinzip der **Hörprüfung nach Rinne!**

Antwort: Die Hörprüfung nach Rinne vergleicht die **Luft-** und **Knochenleitung** an einem Ohr. Die angeschlagene Stimmgabel wird hier auf das Mastoid gesetzt (☞ Abb. 1.5 unten). Sobald der Patient den Ton nicht mehr hört, wird die Stimmgabel ohne nochmaliges Anschlagen vor das Ohr gehalten. Der Rinne-Versuch kann positiv oder negativ ausfallen:

- Bei **Rinne positiv** wird der Ton vor dem Gehörgang wieder lauter gehört, d. h. die Luftleitung ist besser als Knochenleitung. Dies spricht für eine **Schallempfindungsschwerhörigkeit** oder **Normalhörigkeit.**
- Bei **Rinne negativ** wird der Ton präaurikulär nicht bzw. leiser gehört, d. h. die Knochenleitung ist besser als die Luftleitung. Dies ist bei einer **Schallleitungsschwerhörigkeit** der Fall.

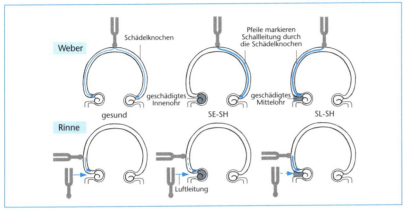

Abb. 1.5: Hörprüfungen nach Rinne und Weber [1]

Frage: Was passiert bei der **Tonschwellenaudiometrie?** Warum **vertäubt** man bei dieser Untersuchung?

Antwort: Mit der Tonschwellenaudiometrie wird die **Hörschwelle** bestimmt. Ein Audiometer erzeugt reine Töne unterschiedlicher Frequenz und variabler Lautstärke. Nacheinander werden verschiedene Prüffrequenzen untersucht. Der jeweilige Prüfton wird dem Patienten zunächst unterschwellig, d. h. unhörbar angeboten. Der Prüfpegel wird mit mittlerer Geschwindigkeit erhöht, bis der Patient angibt, den Ton zu hören. Im Anschluss daran wird die Hörschwelle, ausgehend von diesem Wert, mit niedriger Geschwindigkeit exakt bestimmt. Die Bestimmung erfolgt für jedes Ohr und jeweils für die Luft- und die Knochenleitung getrennt. Bei **seitendifferentem Hörvermögen** muss das kontralaterale Ohr mit einem lauten Reiz **vertäubt** werden, um falsche Befunde durch Überhören durch das eventuell besser hörende Ohr zu vermeiden.

Frage: Was versteht man unter **objektiver Audiometrie?**

Antwort: Hierunter fallen Methoden der Hörprüfung, die nicht von der Mitarbeit des Patienten abhängen. Die apparativ gewonnenen Ergebnisse werden jedoch subjektiv durch den Untersucher interpretiert.

> ➕ Die gängigsten Verfahren der subjektiven Audiometrie: Tonschwellenaudiometrie, Stimmgabelprüfungen, Hörweitenprüfung, Sprachaudiometrie

Dazu zählen:
- Impedanzaudiometrie
- Stapediusreflexprüfung
- Ableitung elektrisch evozierter Potentiale (ERA)
- Messung otoakustischer Emissionen (OAE)

Bei Kindern unter zwei Jahren kann außerdem die Reflexaudiometrie dazugezählt werden.

? Frage: Was sind **otoakustische Emissionen?**

Antwort: Dies ist ein physiologisches Phänomen des Hörvorgangs, der für eine **objektive Hörprüfmethode** zur Funktionsprüfung des Innenohrs, insbesondere der **äußeren Haarzellen,** genutzt werden kann. Ein intakter Schallleitungsapparat ist allerdings Voraussetzung für diesen Test. Nach akustischem Reiz zwischen 60 und 90 dB können am gesunden Ohr aktive otoakustische Emissionen mittels eines hochempfindlichen Mikrophons im äußeren Gehörgang registriert und gemittelt werden. Es handelt sich um **transitorisch evozierte OAE** (TEOAE). Diese aktiven Schallemissionen entstehen durch **Amplitudenmodulation** des Hörreizes infolge Kontraktionen der äußeren Haarzellen und lassen sich ipsi- und kontralateral ableiten. TEOAE fehlen bei sensorischen Hörverlusten von mehr als 30 dB. Bei ca. 30% der Gesunden können OAE auch ohne einwirkenden akustischen Reiz fortlaufend registriert werden. Man nennt dies **spontane OAE.** Sie werden angewendet bei Hörscreening ab Geburt, Frühdiagnostik ototoxischer Schädigungen durch Medikamente, Innenohrfunktionsabklärung, Topodiagnostik von Hörstörungen und auch bei Simulation oder psychogener Schwerhörigkeit.

? Frage: Kennen Sie auch die **DPOAE?** Was verbirgt sich hinter der Abkürzung?

Antwort: DPOAE steht für **Distorsionsprodukte otoakustischer Emissionen.** Das Prinzip der Entstehung ist ähnlich den transitorisch evozierten otoakustischen Emissionen (TEOAE): Bei funktionstüchtigen äußeren Haarzellen wird bei Reizung des Ohres der Schall retrograd aktiv vom Innenohr ausgesandt und im äußeren Gehörgang messbar. Während TEOAE poststimulatorisch nach Beschallung mit einem Reizton entstehen, bilden sich DPOAE nach Beschallung mit zwei verschiedenen gleichzeitigen Reiztönen in Form eines dritten **perstimulatorisch** messbaren Tons. Die DPOAE lassen sich **frequenzspezifisch** ableiten. Der klinische Einsatz entspricht der Indikation der TEOAE.

1.2 Status und Untersuchung

Frage: Was sind **Impedanzmessungen** am Ohr?

Antwort: Impedanzänderungsmessungen sind **objektive** Funktionsprüfungen des Ohres, bei denen mit Hilfe eines Sondenmesssystems im Gehörgang der akustische **Schwingungswiderstand des Trommelfells** geprüft wird. Normalerweise wird ein großer Anteil der auf das Trommelfell auftreffenden Schallenergie absorbiert und über die Gehörknöchelchen dem Innenohr zugeführt. Die Schallabsorption wird auch als **Compliance** bezeichnet. Der reflektierte Schallanteil ist ein Maß für den akustischen Schwingungswiderstand des Trommelfells, die sog. **Impedanz.** Die Impedanz hängt hauptsächlich vom Trommelfell und vom Mittelohr ab, aber auch der Gehörgang und die Cochlea liefern einen gewissen Beitrag. Die wichtigsten Verfahren der Impedanzmessung sind die **Stapediusreflexprüfung** und die **Tympanometrie.**

Frage: Erklären Sie bitte die **Stapediusreflexprüfung.**

Antwort: Der **M. stapedius** wird vom N. facialis innerviert. Eine reflektorische Kontraktion ist sowohl durch akustische Reize als auch durch taktile Reizung der Umgebung des Gehörgangs möglich. Dabei kommt es nach Umschaltung der auditorischen Afferenzen im Hirnstamm auf beide Nn. faciales bei ausreichender Stärke des Reizes zu einer beidseitigen Kontraktion der M. stapedius mit Versteifung der Gehörknöchelchenkette und Reduktion der Trommelfellbeweglichkeit. Das führt zu einer **Impedanzänderung:** Der akustische Widerstand des Trommelfells nimmt zu. Der Reflex kann ipsi- und kontralateral gemessen werden. Die Schwelle des Stapediusreflexes liegt bei akustischer Reizung zwischen 70 und 90 dB über der Hörschwelle, bei ipsilateraler Messung etwas niedriger als bei kontralateraler Messung. Man erhält diagnostische Aussagen über

- Veränderungen der Gehörknöchelchenkette (z. B. Otosklerose),
- das kochleäre und retrokochleäre Hörvermögen des beschallten Ohrs,
- Veränderungen des N. facialis und des M. stapedius (z. B. bei Fazialisparese) und
- den Reflexbogen im Hirnstamm.

✚ Ein Ausfall des Stapediusreflexes macht sich durch eine erhöhte Geräuschempfindlichkeit (Hyperakusis) bemerkbar.

Frage: Was ist ein **Tympanogramm** bzw. eine **Tympanometrie?**

Antwort: Die **Trommelfellbeweglichkeit** wird mit der Tympanometrie gemessen und als Tympanogramm aufgezeichnet. Die Impedanzänderung des Trommelfells wird bei der Tympanometrie durch gezielte **Luftdruckveränderung** im druckdicht verschlossenen äußeren Gehörgang hervorgerufen. Je höher der Druckunterschied zwischen äußerem Gehörgang und Paukenhöhle ist, umso schallhärter ist das Trommelfell. Neben Aussagen über die Beschaffenheit des Trommelfells lassen sich auch Hinweise auf die nachgeschaltete Schallleitungskette, die Paukenhöhle und deren Belüftung finden.

Frage: Nennen Sie klinische Anwendungen **akustisch evozierter Potentiale** (AEP).

Antwort: Dieses objektive Verfahren der Audiometrie (Electric response audiometry, ERA) bedient sich der Ableitung von Nervenpotentialen nach einem akustischen Reiz. Je nach Ableitungsort der Nervenimpulse auf der Hörbahn kann man verschiedene akustisch evozierte Potentiale ableiten:
- Elektrocochleographie **(ECochG):** Ableitung endokochleärer Potentiale, z. B. bei Cochlear-Implant-Diagnostik, Morbus Menière
- Hirnstammaudiometrie **(BERA,** Brainsteam evoked response audiometry): z. B. Hörschwellenbestimmung bei Kindern und unkooperativen Patienten, bei Gutachten, Topodiagnostik von Hörminderungen, bei Akustikusneurinom
- Cortical electric response audiometrie **(CERA):** z. B. Hörschwellenbestimmung bei Kindern und unkooperativen Patienten, Diagnostik neurologischer Erkrankungen

Frage: Was ist ein **Recruitment?** Wann ist es positiv, wann negativ?

Antwort: Recruitment beschreibt einen pathologischen Lautheitsausgleich bei großen Lautstärken. Es ist **positiv** bei Innenohrschäden und meist **negativ** bei retrokochleären Störungen. Die Hypothese besagt, dass gesunde äußere Haarzellen leise Signale aktiv verstärken und starke Reize aktiv dämpfen können. Bei Innenohrschwerhörigkeit entfällt dieser Mechanismus, und überschwellige Lautstärkepegel führen zu einem abnormen Lautheitszuwachs. Es werden mehr Nervenfasern „**rekrutiert**", das Signal wird lauter wahrgenommen und die Unbehaglichkeitsschwelle vorzeitig erreicht. Die Recruitmentmessung (= überschwellige Hörmessung) können mit Hilfe des **Fowler-** oder des **SISI-Tests** vorgenommen werden, sind aber klinisch von untergeordnetem Interesse.

Merke: Positives Recruitment bei Innenohrschäden, negatives Recruitment bei retrokochleären Störungen!

Frage: Was sind die wichtigsten **Röntgenuntersuchungen des Felsenbeins?** Welche Indikationen kennen Sie?

Antwort: Zur Beurteilung des Felsenbeins stehen die Aufnahmen nach Stenvers und Schüller zur Verfügung.

Die Röntgenaufnahme nach **Schüller** wird bei Verdacht auf **Felsenbeinlängsfraktur** und vor Ohroperationen erstellt, da mit dieser Technik das pneumatisierte Mastoid und das Antrum mastoideum gut beurteilbar sind. Das abzubildende Ohr liegt hier röntgenplattennah, der Zentralstrahl ist um 20° gegenüber der Horizontalen angehoben. Auf diese Weise werden der äußere und innere Gehörgang übereinander projiziert und man verhindert Artefakte durch das kontralaterale Felsenbein. Typische Fragestellungen sind die nach dem Grad der Pneumatisation und dem Anzeichen von Cholesteatom.

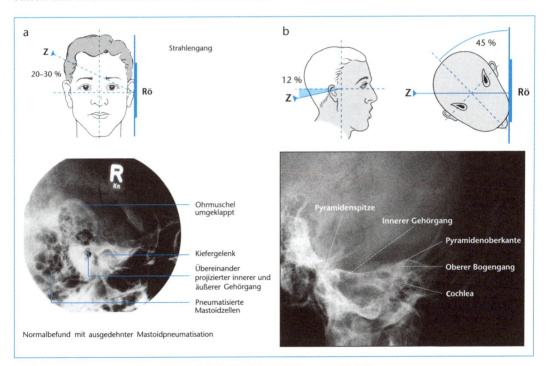

Abb. 1.6: Röntgenaufnahme nach Schüller (a) und Stenvers (b) [2]

Bei der Aufnahme nach **Stenvers** liegt die Platte in 45° frontotemporal der Orbita an. Der Röntgenstrahl kommt schräg von unten und ermöglicht die Längsdarstellung des Felsenbeins. Diese Spezialaufnahme bildet die Pyramide, den inneren Gehörgang und das Innenohr ab. Sie ist somit bei **Felsenbeinquerfrakturen,** der Beurteilung von Labyrinth und Pyramidenoberkante sowie bei Spätschäden von Akustikusneurinomen (erweiterter innerer Gehörgang) von Bedeutung.

Darüber hinaus kann man anhand dieser Röntgenuntersuchungen auch Aussagen über sonstige ossäre Defekte und die Beziehung zum Kiefergelenk treffen.

Frage: Nennen Sie drei unterschiedliche Verfahren zur **Hördiagnostik bei Kleinkindern!**

Antwort: Eine Bestimmung der Hörschwelle bei Kleinkindern und Kindern ist nötig, um Schäden und konsekutive Sprachentwicklungsverzögerungen frühzeitig zu diagnostizieren und behandeln. Zur Verfügung stehen die Ableitung von **OAE,** die **Verhaltensaudiometrie,** die **BERA,** die **Stapediusreflexaudiometrie** und die **Reflexaudiometrie.** Insbesondere die **TEOAE** stellen die geeignetste Untersuchungstechnik für Screeningverfahren am 2. oder 3. Lebenstag dar.

Merke: Ohne ein ausreichendes Gehör ist der normale Spracherwerb nicht möglich!

Frage: Wie funktioniert die **Reflexaudiometrie?**

Antwort: Bei akustischen Reizen kommt es zum **auropalpebralen Reflex** (Lidschlag) oder Blickwenden bzw. Kopfwenden zur Schallquelle. Es lassen sich überwiegend qualitative Aussagen treffen. Eine differenzierte Einschätzung des Hörvermögens ist nicht gegeben. Die Anwendung dieser Untersuchung beschränkt sich nur auf Säuglinge, wobei auch hier die Ableitung von **otoakustischen Emissionen** vorzuziehen ist. Lassen sich diese nicht positiv ableiten, sollte eine **frequenzspezifische BERA** – ggf. unter Narkose – erfolgen.

Frage: Welcher der drei Bogengänge wird bei der **thermischen Vestibularisprüfung** gereizt? Nennen Sie weitere Untersuchungsverfahren zur Prüfung der Vestibularorgane!

Antwort: Durch den thermischen Reiz wird am liegenden Patienten der **laterale Bogengang** gereizt, da dieser gehörgangsnah verläuft. Der Oberkörper wird um 30° angehoben, so dass der laterale Bogengang senkrecht steht und optimal gereizt werden kann. Weitere Untersuchungen sind neben der Erfassung von Spontan-, Lage- und Lagerungsnystagmen, die **optokinetische Prüfung** und **Drehprüfungen.** Zur Untersuchung vestibulospinaler Reaktionen bieten sich einfache Prüfungen wie der **Romberg-Stehversuch,** der **Blindgang,** der **Unterberger-Tretversuch** oder der **Finger-Nase-Versuch** an.

Frage: Worin liegt die Relevanz der **Frenzel-Brille?**

Antwort: Die Frenzel-Brille ist das wichtigste Hilfsmittel der **Nystagmusdiagnostik** und hebt durch konkave Gläser (+15 dpt) die optische Fixation auf. Durch Beleuchtung der Augen werden dem Untersucher Spontan-, Lage- und Lagerungsnystagmen deutlich.

1.3 Erkrankungen des äußeren Ohrs

Frage: Welche Behandlungsmöglichkeiten einer **Mikro-** oder **Anotie** kennen Sie?

Antwort: Zur optischen Korrektur eines solchen Zustandes gibt es zwei verschiedene Möglichkeiten: eine **plastische Rekonstruktion** mit z.B. Knorpelgewebe oder die Anfertigung einer **Epithese** aus Kunststoff, die knöchern z.B. über eine eingebrachte Schraube verankert wird. Die Indikation stellt sich anhand des individuellen Dysplasiegrades, der auch das Vorhandensein bzw. die Atresie des Gehörganges berücksichtigt, sowie anhand der anatomischen Gegebenheiten und des individuellen Patientenwunsches.

Frage: Welche **entzündlichen Erkrankungen** müssen Sie differentialdiagnostisch bei einer geröteten und geschwollenen **Ohrmuschel** berücksichtigen?

Antwort: Entzündungen der Ohrmuschel fallen wegen der kosmetischen Problematik und der jeweils spezifischen Symptome rasch auf. Differentialdiagnostisch kommen folgende Erkrankungen in Frage:
- **Ekzem und Dermatitis der Ohrmuschel:** Der Ohrknorpel ist nicht betroffen, die Konturen sind erhalten. Es zeigt sich je nach Stadium ein streng auf die Dermis begrenztes, gerötetes, trocken-schuppendes oder feucht-sezernierendes Hautareal, das stark juckt und brennt.
- **Ohrmuschel-Erysipel:** Die gesamte Ohrmuschel ist scharf begrenzt gerötet, insbesondere der Lobulus ist in das Entzündungsgeschehen einbezogen, ggf. auch Teile des Gesichts. Es finden sich kleine Bläschen innerhalb der hochroten, schmerzhaften Areale. Außerdem kommt es zu einer Allgemeinreaktion mit Fieber und Krankheitsgefühl.
- **Perichondritis der Ohrmuschel:** Das Ohrmuschelrelief ist wegen einer diffusen, sehr schmerzhaften Schwellung und Rötung verschwunden. Der Lobulus ist ausgespart. Allgemeinsymptome wie Fieber können auftreten.

- **Herpes zoster oticus:** Im Bereich der Concha, des äußeren Gehörgangs und des Trommelfells zeigen sich gruppierte Bläschen, später Krusten. Charakteristisch ist, dass Ohrschmerzen und ein starker Juckreiz diesen Effloreszenzen um Tage vorausgehen. Es besteht eine begleitende Lymphadenitis.

? Frage: Wie kommt es zu einem **Ohrmuschel-Erysipel?** Berücksichtigen Sie auch die therapeutische Konsequenz, die sich daraus ableiten lässt.

Antwort: Es handelt sich um eine bakterielle Infektion durch **β-hämolysierende Streptokokken.** Pathogenetisch kommt es durch kleine Verletzungen am Gehörgangseingang oder im Conchabereich zur Keiminvasion. Die Ausbreitung erfolgt über Lymphbahnen in der Subkutis der Ohrmuschel und ihrer Umgebung. Neben dem klaren klinischen Bild kann zur Diagnosesicherung ein Abstrich genommen werden. Ein labormedizinischer Nachweis der Entzündungsparameter sichert die Diagnose. Bei der Therapie ist hochdosiertes, parenterales **Penicillin** Mittel der Wahl. Gegen die lokalen Schmerzen können **kühlende Alkoholumschläge** und **nichtsteroidale Antiphlogistika** eingesetzt werden.

? Frage: Was wissen Sie über die **Perichondritis** der Ohrmuschel?

Antwort: Der häufigste Erreger der bakteriellen Infektion ist **Pseudomonas aeruginosa.** Seltener sind Staphylokokken oder Proteus beteiligt. Meist lässt sich eine **Verletzung** nachweisen, durch die es zur Infektion der Haut und des Perichondriums gekommen ist. Zu vermeidende Komplikationen sind die Abszessbildung und eine Knorpelnekrose: Die Infektion und die Abstoßung von Knorpelteilen bewirken eine irreversible Schrumpfung und Formveränderung der Ohrmuschel (☞ Abb. 1.7 im Farbteil). Primär wird die Therapie mit Staphylokokken-wirksamen **Antibiotika** begonnen, um ggf. Antibiogramm-orientiert die Antibiose dem Erreger anzupassen. Lokal sind eine **sorgfältige Reinigung** und **desinfizierende Pflege** angezeigt. Unter Umständen muss bereits nekrotischer Knorpel von retroaurikulär entfernt werden.

? Frage: Wie entsteht der **Herpes zoster oticus?** An welche Komplikationen müssen Sie denken?

+ Therapie der Wahl: frühzeitig Aciclovir i.v.
Cave: Neuralgien!

Antwort: Es handelt sich um eine **endogene Reinfektion** mit dem Varicella-Zoster-Virus nach einer vorausgegangenen Windpockeninfektion. Meist sind die Hirnnerven VII und VIII, seltener auch IX und X betroffen. Durch die Beteiligung der Hirnnerven VII und VIII kommt es oft zu einer **peripheren Fazialisparese,** einer **retrokochleären Innenohr-**

schwerhörigkeit bis Taubheit und einer **einseitigen Untererregbarkeit des Vestibularorgans.** Weitere Komplikationen sind **Schluckbeschwerden, Trigeminusneuralgien** und eine **Enzephalitis.**

Frage: Wie häufig zeigt sich dabei eine **Beeinträchtigung** des **N. facialis?**

Antwort: Bei einem Herpes zoster oticus kommt es in ca. **60 %** der Fälle zu einer viral-entzündlich bedingten Fazialisparese **(Ramsay-Hunt-Syndrom).** Ursache sind die im Ganglion geniculi des N. facialis persistierenden Varicella-Zoster-Viren. Es kann zu **sensiblen, sensorischen** und **motorischen Ausfällen** im Bereich des N. facialis kommen. Die Prognose ist hier schlechter als bei der idiopathischen Fazialisparese.

Frage: Was sind **Gehörgangsexostosen?**

Antwort: Exostosen sind kugelige **Knochengeschwülste,** die aus Ossifikationszentren im Bereich des Anulus tympanicus hervorgehen (☞ Abb. 1.8 im Farbteil). Eine chirurgische Abtragung ist nur bei Stenosierung notwendig. Typische Beschwerden sind Hörminderung sowie rezidivierende und chronische Entzündungen. Davon abzugrenzen sind **Hyperostosen,** die sich beim sog. Schwimmerohr durch periostales, appositionelles Knochenwachstum bemerkbar machen. Als Reiz für dieses Wachstum gilt kaltes Wasser. Auch hier kann bei entsprechenden Beschwerden eine operative Abtragung sinnvoll sein.

Frage: Erklären Sie den Begriff **Zerumen.**

Antwort: Zerumen ist nichts anderes als Ohrenschmalz und wird von den apokrinen **Zeruminaldrüsen** und den **Talgdrüsen** des äußeren knorpeligen Gehörganges produziert. Es vermischt sich mit **Hautschuppen, Haaren** und **Detritus** zu einer gelb-bräunlichen Masse und schafft einen fettigen Schutzfilm sowie ein saures Milieu. Durch die stattfindende Epithelmigration nach außen kommt es zu einer Selbstreinigung des Gehörganges.

Fallbeispiel: Zu Ihnen als Hausarzt kommt ein fiebriger Patient. Er klagt über progrediente einseitige Ohrenschmerzen und eine Hörminderung seit 2 Tagen. An welche Differentialdiagnosen müssen Sie denken? Dürfen Sie das Ohr spülen, wenn der äußere Gehörgang verlegt scheint?

Antwort: Bei den angegebenen Symptomen kommen als Differentialdiagnose in Betracht:
- **Cerumen obturans** oder Fremdkörper im äußeren Gehörgang
- akute Mittelohrentzündung **(Otitis media acuta)**
- **Trommelfellverletzung** auch in Kombination mit otobasalen Frakturen

Zur Diagnosefindung ist die sicher ausgeführte Otoskopie essentiell. Da durch einen Zeruminalpfropf eine sichere Trommelfellinspektion nicht möglich ist und somit eine möglicherweise vorhandene Perforation nicht ausgeschlossen werden kann, könnte es bei Spülung des äußeren Gehörganges zum Eindringen von Spülflüssigkeit und einer Keimverschleppung in das Mittelohr bzw. sogar in den Hirninnenraum kommen. Unter unklaren Bedingungen ist immer eine manuelle Cerumenentfernung z. B. mittels Curette angezeigt.

> ✚ **Cerumen obturans** entsteht besonders häufig nach Schwimmbadbesuch durch ein obstruierendes Aufquellen des Zerumens und wird besonders häufig erst im Nachtdienst behandlungsbedürftig.

? Frage: Welche Formen der **Otitis externa** kennen Sie? Wie entstehen sie?

Antwort: Ausgiebige Reinigungen des äußeren Gehörgangs mit Wattestäbchen und anderen Fremdkörpern, aber auch ein forciertes Auswaschen zerstören das schützende Milieu und führen z. T. zu Mazerationen und tiefen Verletzungen. Es kann auf diesen Wegen zu Mischinfektionen kommen, die mit **Juckreiz, Schmerzen** und **eitrigem Ohrfluss** imponieren. Häufigste Erreger sind Anaerobier, gramnegative Bakterien und Pilze.
- **Otitis externa diffusa:** Es handelt sich um eine überwiegend bakterielle Mischinfektion, die besonders durch **Pseudomonas aeruginosa** geprägt ist. Der Gehörgang ist diffus geschwollen und weist weißliche, z. T. fötide stinkende Granulationen auf (☞ Abb. 1.9 im Farbteil).
- **Otitis externa circumscripta:** Bei diesem Gehörgangsfurunkel liegt eine umschriebene **Haarbalgentzündung** vor. Haupterreger sind **Staphylokokken**.
- **Otitis externa haemorrhagica** (Grippeotitis): Es wird eine Mischinfektion durch das **Influenzavirus** und **Haemophilus influenza** vermutet. Es kommt zu einer toxischen Kapillarschädigung in der dünnen Epithelschicht des Gehörgangs und des Trommelfells. Eine Separation zwischen Epithel und Lamina propria führt zu rotbläulichen Blasen und beim Platzen zu blutigem Mittelohrsekret. Eine **Labyrinthitis** kann als Komplikation mit Innenohrschwerhörigkeit und Vestibularisausfall in Erscheinung treten. Auch eine Fazialisparese ist möglich.
- **Otitis externa maligna/necroticans:** Osteolytische nekrotisierende Entzündung durch **Pseudomonas aeruginosa** bei Diabetikern und anderen immungeschwächten Patienten. Auffällig sind neben star-

ken Schmerzen frühe **Hirnnervenausfälle.** Als Bildgebung bieten sich eine hochauflösende CT und ein Knochenszintigramm an.
- **Otomykose:** Hervorgerufen durch **Schimmel-** und **Hefepilze** ist es eine meist harmlose Erkrankung, die durch Juckreiz und Völlegefühl symptomatisch wird. Der Gehörgang ist geschwollen und zeigt einen rasenartigen mykotischen Belag.

Frage: Was fällt Ihnen zum Thema **Fremdkörper im Gehörgang** ein?

Antwort: Festsitzende Fremdkörper wie eingebrachter Hörschutz, Schmuck, Spielzeug, Insekten oder Schmutzpartikel führen zu einer **Schallleitungsschwerhörigkeit** und einem Druckgefühl im Ohr. Eine sekundäre Gehörgangsinfektion sollte durch frühzeitige und vorsichtige Extraktion des Fremdkörpers mit einem Häkchen verhindert werden. Bei eingekeilten Fremdkörpern und bei Kindern ist die Manipulation ggf. in Narkose durchzuführen. Nach gelungener Extraktion muss eine Verletzung von Trommelfell, Mittelohr und Innenohr ausgeschlossen werden.

Merke: Besonders bei Kindern, die untypische oder wechselnde Beschwerden angeben, ist eine komplette und ausführliche HNO-ärztliche Untersuchung erforderlich.

Frage: Grenzen Sie bitte **Gehörgangsduplikaturen** von **präaurikulären Fisteln** ab.

Antwort: Beide Erkrankungen sind fistelartige Fehlbildungen, die klinisch durch Gangentzündungen oder sogar Abszessbildung imponieren können.
- **Präaurikuläre Fisteln** entstehen aus der unvollständigen Verschmelzung der sechs mesenchymalen Höcker, aus denen sich die Ohrmuschel bildet. Sie sind mit Plattenepithel ausgekleidet. Die Fistelöffnung liegt präaurikulär und der Gang verzweigt sich meist auf der Kapsel der Ohrspeicheldrüse.
- **Gehörgangsduplikaturen** sind Fehlbildung der 1. Kiemenfurche. Auch hier findet sich meist Plattenepithel, es können aber auch zusätzlich mesenchymale Anteile vorliegen. Die eine Öffnung liegt auf einer Linie zwischen Tragus und Kieferwinkel, die andere im äußeren Gehörgang.

Bei beiden Fehlbildungen besteht die Therapie in der **operativen Entfernung** des gesamten Ganges. Der N. facialis ist insbesondere bei der Gehörgangsduplikatur wegen seiner unmittelbaren Nähe gefährdet.

☐ ☐ ☐
☺ 😐 ☹

? Frage: Nennen Sie mir zwei beliebige **Ohrerkrankungen** und beschreiben Sie die **klinische Schmerzsymptomatik!**

Antwort: Einige Ohrerkrankungen gehen mit spezifischen Schmerzen einher:
- Bei einer **Otitis externa** findet man einen **stechenden Schmerz,** der besonders bei Bewegungen der Ohrmuschel zunimmt. Pathognomonisch ist in diesem Zusammenhang der **Tragusdruckschmerz.** Die charakteristische **zervikale Schmerzausstrahlung** nach kaudal resultiert aus der entzündlichen Mitbeteiligung der präaurikulären und jugulären Lymphknoten.
- Bei einer **akuten Mittelohrentzündung** findet sich ein starker, klopfender und stechender Schmerz im Ohr, der erst nach Druckentlastung – sei es durch Perforation des Trommelfelles, erneute Belüftung über die Tuba auditiva oder durch Antibiotikaeinfluss – vermindert wird.

☐ ☐ ☐
☺ 😐 ☹

? Frage: Wie kommt es zu einem **Othämatom?** Wie sieht die Behandlung aus?

Antwort: Durch tangential, abscherende Gewalteinwirkung wie einen Boxschlag oder auch dem Liegen auf der umgeklappten Ohrmuschel kann es zu einem **serös-blutigen Erguss zwischen Perichondrium und Knorpel** kommen. Das Othämatom stellt sich als schmerzlose fluktuierende, z. T. pralle Auftreibung an der Vorderseite der Ohrmuschel dar (☞ Abb. 1.10 im Farbteil). Unbehandelt kann es zu einer bindegewebigen Organisation kommen. Komplikationen sind eine Unterversorgung des bradytrophen Knorpels und Ohrmuschelperichondritis mit Knorpeleinschmelzung. Eine Entlastung wird durch **Punktion** oder **Inzision** herbeigeführt. Hier ist auf strenge Asepsis aufgrund der Perichondritisgefahr zu achten. Direkt nach dem Eingriff sollte ein Druckverband angelegt werden, um die Gefahr eines erneuten Hämatoms bzw. Ödems zu minimieren. Kommt es dennoch zu Rezidiven, kann ein **Knorpelstück exzidiert** und durch eine Matratzennaht ein Verkleben beider Perichondriumblätter bewirkt werden. So verhindert man suffizient erneute Flüssigkeitsansammlungen.

☐ ☐ ☐
☺ 😐 ☹

? Frage: Wie versorgen Sie eine scharfe **Verletzung** der Ohrmuschel?

Antwort: Die Versorgung einer scharfer Ohrmuschelverletzung hängt davon ab, ob ein kompletter oder nur ein partieller Abriss vorliegt. Bei einem **Teilabriss der Ohrmuschel** (☞ Abb. 1.11 im Farbteil) sollten die verbliebenen Hautbrücken unbedingt erhalten und das zu adaptierende

Gewebe innerhalb von 6 Stunden versorgt werden. Neben dem Geweberverlust besteht bei frei liegendem Knorpel die Gefahr der Perichondritis und der Knorpelnekrose. Ein **komplett abgerissenes Ohr** sollte zur Ernährung des Knorpels primär in einer subkutanen, retroaurikulären Hauttasche implantiert und erhalten werden, um nach 3 bis 6 Monaten die Rückverlagerung und plastische Rekonstruktion durchzuführen.

Frage: Nehmen Sie eine Unterteilung der **Tumoren des äußeren Ohres** vor.

Antwort: Nach der Dignität werden unterschieden:

benigne Tumoren	• Atherome • Dermoide • Kerathoakanthome • Verruca seborrhoica • Narbenkeloide • Hämangiome • Osteome und Gehörgangsexostosen
Präkanzerosen	• aktinische Keratosen • Lentigo maligna • Morbus Bowen • Cornu cutaneum
maligne Tumoren	• Basaliome • Plattenepithelkarzinome (Spinaliom) • Melanome • adenoidzystische Karzinome • Basalzellnävussyndrom (Gorlin-Goltz-Syndrom)

Tab. 1.1: Tumoren des äußeren Ohres

➕ **Maligne Tumoren** der Ohrmuschel: häufig, gute Prognose; des äußeren Gehörgangs: selten, ungünstige Prognose.

1.4 Erkrankungen des Mittelohrs

Frage: Nennen Sie mir bitte Ursachen einer **Schallleitungsschwerhörigkeit!** Wie fallen die Stimmgabeltests nach Weber und Rinne aus?

Antwort: Diese Art der Schwerhörigkeit entsteht durch krankhafte Veränderungen der Strukturen des Schallleitungsapparats, d. h. die Ursachen können von äußerem Gehörgang, Trommelfell oder Mittelohr ausgehen. Im **äußeren Gehörgang** können dies Fremdkörper oder ein Zeruminalpfropf sein, aber auch Tumoren oder traumatische Verletzungen dieser Region müssen in Betracht gezogen werden. Weiterhin können eine **Trommelfellperforation** und Erkrankungen des **Mittelohrs** Ursache sein, z.B. Tubenbelüftungsstörungen, Unterbrechungen der Gehörknöchelchenkette, Otitis media oder angeborene Defekte.

Bei einer reinen Schallleitungsschwerhörigkeit lateralisiert der Patient beim Stimmgabeltest nach Weber ins kranke Ohr. Der Rinne-Versuch fällt negativ aus.

> **!** **Merke:** Schallleitungsschwerhörigkeit: **Weber** → Lateralisation ins kranke Ohr, **Rinne** → negativ.

? Frage: Von welchem **Hörverlust** kann man bei intaktem Innenohr und **geschädigter Schallleitung** ausgehen? Wie bewertet der Gesetzgeber in solch einem Fall die Erwerbsfähigkeit?

Antwort: Bei komplettem Wegfall des Schallleitungsapparats des Mittelohres beträgt die Hörminderung ungefähr **40 dB,** d.h. die Luftleitungskurve wäre auf einem Tonaudiogramm um diesen Betrag unter der Kurve der Knochenleitung zu vermuten. Der Gesetzgeber geht bei einseitigem Vorliegen von einer **geringen bis mittleren Schwerbehinderung** aus und sieht eine Minderung der Erwerbsfähigkeit um 15–30% vor.

? Frage: Beschreiben Sie den Befund bei einer **traumatischen Trommelfellperforation.** Welche Auslöser kennen Sie und wie sieht die Behandlung aus?

Antwort: Eine frisch erworbene Trommelfellperforation imponiert meist schlitzförmig gezackt in der Pars tensa. Auslöser sind:
- Druckwelle im äußeren Gehörgang, z.B. durch Ohrfeige oder Explosionstrauma
- mechanisches Trauma, z.B. durch Wattestäbchen
- thermisches Trauma, z.B. Schweißperlenverletzung beim Schweißen
- Otobasisfraktur, z.B. infolge einer Felsenbeinlängsfraktur

Luxationen und Frakturen der Ossikel, kochleäre Schäden und begleitende Verletzungen müssen ausgeschlossen werden. Bei kleinen, frischen und reizlosen Trommelfellperforation wächst der Defekt in der Regel spontan zu. Ein kompliziertes bzw. therapieresistentes Loch (☞ Abb. 1.12 im Farbteil) sollte zur Verhinderung eines sekundären Cholesteatoms nach Anfrischung der Wundränder **gedeckt** – z.B. mit einer Silikonfolie als Schienung – bzw. durch eine **Tympanoplastik** saniert werden.

? Frage: Wodurch ist ein **Hämatotympanon** charakterisiert? Worauf kann es hinweisen?

Antwort: Das Hämatotympanon ist eine **Blutansammlung in der Paukenhöhle.** Otoskopisch erscheint das Trommelfell schwarz-blau. Es besteht eine Schallleitungsschwerhörigkeit. Bei entsprechender Anamnese ist ein Hämatotympanon hinweisend auf eine **Felsenbeinquerfraktur.** Die tympanale Blutung kann aber auch durch ein **Baro-** oder **Lärmtrauma** entstehen. Die Verfärbung des Trommelfells sollte unbedingt gegen einen Glomustumor oder hochstehenden Bulbus venae jugularis abgegrenzt werden, die den Befund imitieren können. Eine Therapie des Hämatotympanons in Form einer Parazentese ist nur selten nötig.

Frage: Was versteht man unter einem **Barotrauma?**

Antwort: Barotraumen sind Gesundheitsstörungen, die durch **Änderung des Druckgradienten** zwischen Körperoberfläche und dem Lungenraum bzw. anderen lufthaltigen Körperkompartimenten wie den Nasennebenhöhlen oder der Paukenhöhle bedingt sind. Dieser Druckgradient kann beispielsweise im Rahmen eines Tauchganges aufgebaut werden, wenn bei vorliegendem Tubenverschluss, der häufig schleimhautbedingt ist, der Umgebungsdruck ansteigt. Es kommt so im Mittelohr zu einem relativen Unterdruck. Dies führt zu Flüssigkeitsaustritt und Blutungen im Mittelohr und ins Trommelfell und kann sogar eine druckbedingte Trommelfellruptur bedingen.

Frage: Welche Folgen hat eine **Tubenventilationsstörung** für das Mittelohr?

Antwort: Durch den entstehenden Unterdruck in der Paukenhöhle kommt es zu einer Trommelfellretraktion und durch die herabgesetzte Beweglichkeit zu einer Schallleitungsschwerhörigkeit. Dieser **Tubenmittelohrkatarrh** führt morphologisch zu einer Umwandlung der Schleimhaut in sekretorisches, schleimbildendes Epithel. Es bildet sich ein **Serotympanon** heraus. Mit zunehmender Viskosität des Ergusses kommt es zu einem **Seromukotympanon.**

Frage: Erzählen Sie mehr zum **Seromukotympanon.** In welchem Lebensalter kommt es am häufigsten vor?

Antwort: Das Seromukotympanon ist eine Ansammlung von **nichteitriger visköser Flüssigkeit** im Mittelohr infolge einer chronischen Tubenventilationsstörung (☞ Abb. 1.13 im Farbteil). Aufgrund der leimartigen Substanz wird es auch als **Glue-ear** bezeichnet. Charakteristika sind:
- Druckgefühl über dem Ohr
- Hörminderung durch Schallleitungsschwerhörigkeit

- Episoden von Ohrenschmerzen
- Trommelfellretraktion mit aufgehobenem bzw. verändertem Lichtreflex
- flacher Kurvenverlauf im Tympanogramm

Ein Altersgipfel liegt bei 6 Jahren. Bei Kindern muss man besonders an **vergrößerte Adenoide** (Rachenmandelhyperplasie) und seltener an allergische Tuben- und Nasen-Schleimhaut-Erkrankungen mit **Nasenatmungsbehinderung** und nicht verschlossene Gaumenspalten denken. Auch Nasennebenhöhlenentzündungen und nicht ausgeheilte Mittelohrentzündungen kommen als Ursachen infrage. Bei älteren Patienten ist immer ein **Nasopharynxtumor** auszuschließen.

? Frage: Wie sieht das Trommelfell bei einem **akuten Tubenmittelohrkatarrh** aus?

Antwort: Der Unterdruck im Mittelohr, der durch Verschluss der Tube entstanden ist, führt zu einem **retrahierten Trommelfell**. Eine **Gefäßinjektion** des Hammergriffs und das Hervortreten der Trommelfellgefäße sind durch den Reizzustand bedingt. Durch vermehrte Sekretion wird eine dunkle **Transsudatlinie** mit evtl. vorhandenen **Luftbläschen im Sekret** sichtbar. Die Hörminderung lässt sich als Schallleitungsschwerhörigkeit erklären. Therapeutisch sollten die Ursachen, wie beispielsweise eine vergrößerte Rachenmandel, beseitigt werden. Symptomatisch stehen abschwellende Nasentropfen und forciertes Tubentraining zur verbesserten Tubendrainage zur Verfügung. Bei chronischen Prozessen ist eine Parazentese ggf. unter Einlage eines Paukenröhrchens indiziert.

? Frage: Was ist eine **Paukendrainage?** Wie und wann wird sie angewendet?

Antwort: Eine Paukendrainage kommt bei einem **Seromukotympanon** in Betracht. Nach Parazentese und Absaugen des zähen, schleimigen Sekrets wird meist ein kragenknopfähnliches **Kunststoff-** oder **Metallröhrchen** in das Trommelfellloch eingebracht. Die Schleimbildung sistiert durch die verbesserte Paukenbelüftung und das gebildete Sekret kann über den Gehörgang ablaufen. Solange das Röhrchen im Trommelfell liegt – meist mehrere Monate – sollte das Ohr mit einem Kunststoffstöpsel oder Wachsverschluss vor eindringendem Wasser geschützt werden, um Infektionen und vestibuläre Reizung mit Schwindelattacken zu verhindern. Das Röhrchen stößt sich fast immer nach wenigen Monaten von selbst in den äußeren Gehörgang ab, danach verschließt sich das Trommelfell in der Regel. In manchen Fällen muss die Paukendrainage bei Wiederauftreten der Beschwerden wiederholt werden.

1.4 Erkrankungen des Mittelohrs

Frage: Beschreiben Sie die **Pathogenese** einer akuten Otitis media.

Antwort: Verantwortlich ist in der Regel eine aufsteigende **Infektion vom Nasenrachenraum** über die Tube nach Erkältung oder Schnupfen, selten eine Infektion durch einen **Trommelfelldefekt** oder **hämatogen.**

Frage: Welche sind die **häufigsten Erreger** der akuten Otitis media?

Antwort: Die Otitis media acuta ist meist **bakteriell** durch **Pneumokokken** bedingt. Seltener sind auch Branhamella catarrhalis, Streptokokken der Gruppe A und bei Kindern Hämophilus influenza Auslöser dieser Erkrankung. Auch respiratorische **Viren** können beteiligt sein.

Frage: Nennen Sie bitte das **klinische Erscheinungsbild** und **Komplikationen** einer akuten Otitis media.

Antwort: Die manifeste Otitis media acuta ist durch einen reduzierten Allgemeinzustand, **Fieber** und pulsierende **stechende Ohrenschmerzen** geprägt. Es kommt zu einer **Hörminderung** und evtl. einem Mastoiddruckschmerz. Die Entzündung in der Paukenhöhle kann zu lokalen Komplikationen führen, aber auch die angrenzenden Strukturen schädigen:

- Trommelfellperforation
- Mastoiditis und Bezold-Abszess (zervikale Abzedierung durch das Mastoid)
- Fazialisparese
- akute Labyrinthitis

> ✚ Die sekretorische Otitis media ist beim Kind um das 6. Lebensjahr die häufigste Erkrankung.

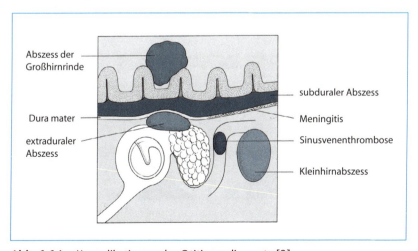

Abb. 1.14: Komplikationen der Otitis media acuta [3]

- Meningitis
- endokranielle Abszesse
- Thrombose des Sinus sigmoideus
- Pyramidenspitzeneiterung

? Frage: Was ist bei der **Behandlung** der **Otitis media acuta** wichtiger: Antibiose oder Nasentropfen?

Antwort: Beide Behandlungsmöglichkeiten sind wichtig. Die abschwellenden **Nasentropfen** müssen gegeben werden, um eine Belüftung des Mittelohrs über die Tube zu gewährleisten und nasale Infektionen günstig zu beeinflussen. **Antibiotika** kämpfen gegen die Entzündung selbst. Zusätzlich könnte man noch zu **Analgetika** raten und Bettruhe und lokale Wärme empfehlen. Bei Persistenz oder drohenden Komplikationen ist die Parazentese durchzuführen.

? Frage: Skizzieren Sie das mögliche **Tympanogramm** eines Normalbefundes, einer akuten Otitis media, einer Gehörknöchelchenluxation sowie einer Tubenventilationsstörung!

Antwort: Bei einem **Normalbefund** zeigt sich die sog. A-Kurve. Der Peak der Compliance liegt bei 0, d.h. das Trommelfell schwingt maximal, da im äußeren Gehörgang der identische Druck wie in der Paukenhöhle vorherrscht. Im Fall einer **Otitis media acuta** zeigt sich eine flache

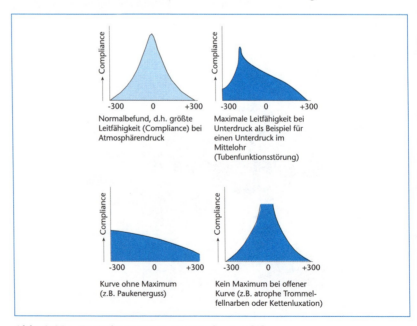

Abb. 1.15: Typische Tympanogrammkurven [2]

Kurve, bedingt durch das flüssigkeitsgefüllte Mittelohr. Eine Unterbrechung der Schallleitungskette durch **Gehörknöchelchenluxation** führt zu einem Tympanogram mit einem nach oben offenen Peak. Bei der **Tubenventilationsstörung** verschiebt sich der Peak in den negativen Bereich als Zeichen des Unterdrucks in der Paukenhöhle.

> **Fallbeispiel:** In die Ambulanz kommt ein zweijähriges Mädchen. Vor 14 Tagen erkrankte sie an einer akuten Otitis media, die mit Nasentropfen und Sekretolytika behandelt wurde. Seit einigen Tagen ist nun eine Rötung und Schwellung hinter dem Ohr zu sehen, sodass das Ohr etwas absteht. Das Kind ist hochfiebrig, die BSG liegt bei 70/110. Welches Krankheitsbild liegt vor?

Antwort: Das Mädchen leidet wahrscheinlich an einer **akuten Mastoiditis** nach Otitis media acuta (☞ Abb. 1.16 im Farbteil). Die Mastoiditis ist eine eitrige Einschmelzung der knöchernen Zellen im pneumatisierten Warzenfortsatz, manchmal auch der Zellen des Jochbogenansatzes (Zygomaticitis) und Zellen der Felsenbeinspitze. Alle pneumatisierten Zellen stehen mit der Paukenhöhle in Verbindung. Die Mastoiditis kann sich bei einer seit 2–3 Wochen bestehenden akuten Otitis media

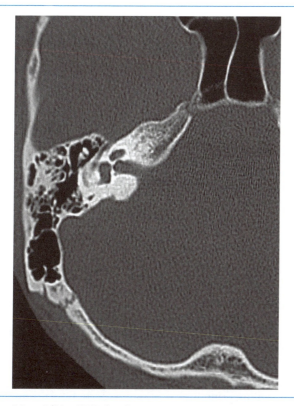

Abb. 1.17: Mastoiditis: CT-Befund

entwickeln. Hinweisende Symptome sind **verstärkter Ohrenschmerz** und **pulssynchrones Klopfen** im Ohr, erneutes **Fieber** und **Druckschmerz auf dem Mastoid.** Außerdem kommt es zu Verstärkung der Schallleitungsschwerhörigkeit, Leukozytose, Linksverschiebung und BSG-Anstieg. In der Bildgebung zeigt sich eine Verschattung der Zellen und Einschmelzung der knöchernen Zellsepten (☞ Abb. 1.17). Ein Eiterdurchbruch kann sich bemerkbar machen durch:
- Abstehen der Ohrmuschel
- teigige Schwellung auf dem Mastoid
- Verstreichen der hinteren Ohrmuschelfalte
- Senkung der hinteren Gehörgangswand
- Bezold-Abszess: Durchbruch in den M. sternocleidomastoideus
- Hirnnervenausfälle durch Durchbruch in die Pyramidenspitze

> **Merke:** Differentialdiagnosen der akuten Mastoiditis sind Gehörgangsfurunkel, Lymphadenitis und Parotitis.

Frage: Wie behandelt man die akute Mastoiditis?

Antwort: Bei gesicherter Einschmelzung des Knochens im pneumatischen System des Mittelohres ist ein operatives Vorgehen indiziert: die **Mastoidektomie** mit **retroaurikulärer Drainage** und Einlage eines **Paukenröhrchens.** Zusätzlich sollte eine antibiotische Abschirmung erfolgen. Wenn keine weiteren Komplikationen auftreten, ist die Prognose günstig. Es kann von einer Ausheilung mit normalem Hörvermögen ausgegangen werden.

Frage: Welche Strukturen müssen bei einer **Mastoidektomie** geschont werden?

Antwort: Zu schonen sind das Innenohr, vor allem das Labyrinth, die Hirnnerven, insbesondere der im Operationsgebiet verlaufende N. facialis und der Sinus sigmoideus.

Frage: Welche Formen der **Otitis media chronica** sind Ihnen geläufig? Wie sieht die Klinik dieser Erkrankung aus?

Antwort: Es gibt zwei verschiedene Formen: die **chronische Schleimhauteiterung** und die **chronische Knocheneiterung,** das sog. **Cholesteatom.** Das auffallendste Merkmal einer chronischen Otitis media ist eine auf Dauer bestehen bleibende **Trommelfellperforation.** Klinisch äußert sich die Erkrankung durch eine rezidivierende **Otorrhö** und **Schallleitungsschwerhörigkeit.**

- **Chronische Schleimhauteiterung (chronische mesotympanale Otitis media):** Die transtubare Infektionen durch einen Schnupfen oder über den Gehörgang führt zu einer schleimig-eitrigen, nicht riechenden Sekretion ohne stärkere Ohrenschmerzen. Charakteristisch ist der **zentrale Trommelfelldefekt** in der Pars tensa in Höhe des Mesotympanon. Der Trommelfellrand (Anulus fibrosus) ist überall erhalten.
- **Chronische Knocheneiterung (chronische epitympanale Otitis media):** Das Cholesteatom ist durch eine jahrelange, fötide stinkende Eiterung, eine meist nur geringe Otalgie und Komplikationen durch Knochenzerstörung geprägt. Otoskopisch zeigt sich ein **randständiger Trommelfelldefekt** in der Pars tensa oder ein epitymponaler Defekt in der Pars flaccida. Typisch sind weißliche Granulationen oder rote Pseudopolypen im Defekt.

Frage: Wie entsteht ein **Cholesteatom?** Mit welchen Folgen müssen Sie rechnen?

Antwort: Man unterscheidet drei Formen:
- **Kongenitales Cholesteatom** (sehr selten): embryonale Keimversprengung unter einem geschlossenen Trommelfell.
- **Primäres Cholesteatom:** Chronische Tubenbelüftungsstörungen und Unterdruck im Ohr führen zu Retraktionstaschen im Trommelfell

✚ Nicht das Plattenepithel selbst, sondern das **Granulationsgewebe** des Cholesteatoms zerstört enzymatisch den Knochen durch Osteoklastenaktivierung.

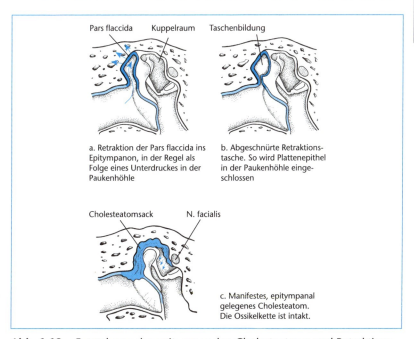

a. Retraktion der Pars flaccida ins Epitympanon, in der Regel als Folge eines Unterdruckes in der Paukenhöhle

b. Abgeschnürte Retraktionstasche. So wird Plattenepithel in der Paukenhöhle eingeschlossen

c. Manifestes, epitympanal gelegenes Cholesteatom. Die Ossikelkette ist intakt.

Abb. 1.18: Entstehung des epitympanalen Cholesteatoms und Retraktionstaschenbildung [2]

(Pars flaccida). Im Bereich dieser Taschen kommt es zur Epithelabschilferung an der Trommelfellaußenschicht. Die abgeschilferten Zellen sammeln sich in der Paukenhöhle und nach langjährigem Verlauf entsteht ein primäres Cholesteatom. Am Beginn des primären Cholesteatoms besteht klinisch kein Trommelfelldefekt.
- **Sekundäres Cholesteatom:** Vorschieben von Plattenepithel aus dem Bereich des äußeren Gehörganges durch einen randständigen Trommelfelldefekt.

Die Komplikationen werden durch **enzymatische Knochendestruktion** hervorgerufen. Durch Destruktion der Gehörknöchelchenkette bildet sich eine progrediente Mittelohrschwerhörigkeit aus. Über Knochenläsionen sind Temporallappenabszess, Meningitis, Labyrinthitis, Kleinhirnabszess, Sinusthrombose mit Sepsis und Fazialisparese möglich.

Frage: Welche **Therapie** schlagen Sie vor?

Antwort: Die chronische Otitis media ist eine Indikation zur **Tympanoplastik.**
- Bei der chronischen mesotympanalen Otitis media sollte durch antibiotikahaltige Ohrentropfen und lokale Pflege ein trockener Defekt geschaffen werden. Dies wird durch eine **Trommelfellverschlussplastik** (Myringoplastik) erreicht, die darüber hinaus zu einer Besserung der Schallleitungsschwerhörigkeit und zum anatomischen Abschluss des Mittelohres führt.
- Die Therapie des Cholesteatoms ist weitaus umfangreicher und besteht in der gründlichen **Entfernung der Epithelinseln** in der Paukenhöhle. Im selben Eingriff wird eine Tympanoplastik durchgeführt, deren Umfang sich nach den gegebenen Verhältnissen richtet.

Frage: Was verstehen Sie unter einer **Tympanoplastik?**

Antwort: Die Tympanoplastik ist eine Operation bei Defekten des Schallleitungsapparats. Hauptindikation ist die Herstellung einer verbesserten Schallübertragung zum Innenohr. Die klassische Einteilung der Tympanoplastik erfolgt modifiziert **nach Wullstein** in fünf Typen, wobei die Typen I und III besondere klinische Bedeutung haben:
- **Typ I:** einfache Myringoplastik
- **Typ II:** Wiederaufbau einer unterbrochenen Gehörknöchelchenkette durch künstlicher Knochenkette
- **Typ III:** Columellaeffekt durch Kontakt von Trommelfell und Steigbügel bzw. Implantat
- **Typ IV:** Direktübertragung zum ovalen Fenster
- **Typ V:** bei Missbildung im Bereich des ovalen Fensters: Schaffung eines akzessorischen Fensters zum horizontalen Bogengang

1.4 Erkrankungen des Mittelohrs

Frage: Nennen Sie Gewebe, mit dem bei der **einfachen Myringoplastik** eine Trommelfellperforation gedeckt werden kann!

Antwort: Abhängig von den individuellen Verhältnissen wird das Trommelfell bei der Myringoplastik durch eine Transplantation von körpereigenem Gewebe verschlossen. Für das freie Transplantat eignen sich **Muskelfaszie** (M. temporalis), **Tragusperichondrium** und insbesondere dünner **Ohrknorpel.**

Frage: Nennen Sie zwei maßgebliche Voraussetzungen für den Erfolg einer **hörverbessernden Tympanoplastik!**

Antwort: Folgende anatomische Voraussetzungen sollten gegeben sein:
- ein **funktionsfähiges Innenohr,** damit eine Verbesserung der Schallleitung auch eine Hörverbesserung nach sich zieht
- eine **durchgängige Tuba auditiva** zur ausreichenden Belüftung der Paukenhöhle

Frage: Was ist das **positive Fistelsymptom?**

Antwort: Bei einem Cholesteatom kann durch den entzündlich-osteoklastischen Prozess eine **Arrosionsfistel** des lateralen oder superioren Bogengangs entstehen. Dies führt bei Einblasen von Luft über den äußeren Gehörgang und einer Trommelfellperforation zur Reizung des frei liegenden Bogengangs. Der Körper reagiert darauf mit einem **Nystagmus** zur gereizten Seite. Wird mit einem Politzer-Ballon Luft aspiriert, schlägt der Nystagmus auf die Gegenseite.

Fallbeispiel: Bei einem Patienten wurde ein Cholesteatom durch Operation unter Anlegung einer Radikalhöhle saniert. Welche Beschwerden sind beim Schwimmen zu befürchten?

Antwort: Eine **Radikalhöhle** bedeutet eine große, offene Höhle des Gehörgangs und des Mittelohrs nach außen. Neben den Zellen des Mastoids und dem Antrum wird auch das Epi- und Mesotympanon eröffnet. Meist erfolgt die Wegnahme der hinteren Gehörgangswand und die Bildung einer neuen Paukenhöhle. Bei Eindringen von Wasser besteht eine erhöhte **Infektionsgefahr.** Außerdem ist durch vestibuläre Reizung mit starkem **Drehschwindel** zu rechnen.

Frage: Nennen Sie bitte den Befund und die Therapie bei der **Otosklerose!**

Antwort: Die **Otosklerose** ist eine hereditäre Erkrankung mit unregelmäßig dominantem Erbgang, bei der auch ein Einfluss durch weibliche Geschlechtshormone diskutiert wird. Sie betrifft Frauen häufiger als Männer (3:1) und wird besonders zwischen dem 20. und 40. Lebensjahr mit einer zunehmenden Schwerhörigkeit symptomatisch.

Der normale Strähnenknochen der Labyrinthkapsel wird durch einen geflechtartigen spongiösen Knochen ersetzt. Besonders im vorderen Anteil kann es zu einer **Fixation der Stapesfußplatte** kommen, was eine Schallleitungsschwerhörigkeit bedingt. Klinisch äußert sich dies in einer Lateralisation des Weber-Versuches in das betroffene Ohr, der Rinne-Versuch ist negativ. Im Tonsschwellenaudiogramm (☞ Abb. 1.19) zeigt sich eine deutliche **Schallleitungsschwerhörigkeit.** Zusätzlich liegt oft eine **Innenohrschwerhörigkeit** im Bereich von 2000 Hz vor, die sog. **Carhart-Senke.** Ohrmikroskopisch ergibt sich ein unauffälliger Befund, selten sieht man durchscheinende Promontoriumsgefäße (Schwartze-Zeichen). Weitere Symptome zur differentialdiagnostischen Abklärung sind ein **tieffrequentes Ohrensausen** und das Fehlen einer Otalgie. In der Bildgebung zeigt sich das Mastoid normal pneumatisiert. Die Therapie der Otosklerose ist chirurgisch. Durch eine **Stapesplastik** wird die behinderte Schallleitung wiederhergestellt. Alternativ zu diesem operativen Vorgehen ist eine Versorgung mit Hörgeräten möglich.

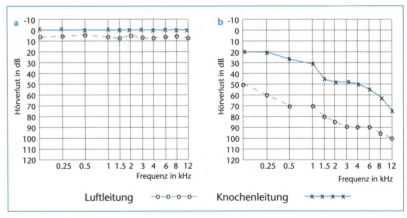

Abb. 1.19: Tonschwellenaudiometrie bei Normalhörigkeit (a) und Otosklerose (b) (nach [3])

! **Merke:** Otosklerose: Der Patient hört nichts und der Arzt sieht otoskopisch nichts!

? **Frage:** Wie sieht der Befund des **Gellé-Versuchs** bei der Otosklerose aus?

Antwort: Dieser Test wird bei Verdacht auf eine Fixierung der Gehörknöchelchenkette wie bei der Otosklerose angewandt. Eine schwingende **Stimmgabel** wird auf den Schädelknochen gesetzt. Mit einem **Politzer-Ballon** wird Druck auf das Trommelfell ausgeübt, der die Gehörknöchelchenkette versteift. Beim Gesunden wird der auftreffende Schall schlechter übertragen und der Ton leiser empfunden, der **Gellé-Versuch** ist **positiv**. Bei einer Fixierung der Gehörknöchelchen, wie bei Otosklerose, kommt es zu keiner Schwankung der Lautstärke, der **Gellé-Versuch** ist **negativ**.

Frage: Was sind **Glomustumoren?**

Antwort: Glomustumoren sind die häufigsten gutartigen Mittelohrtumoren und gehen meist von den Paraganglien des **Glomus jugulare** und **Glomus tympanicum** aus. Es handelt sich um gefäßreiche, langsam wachsende, destruierende Tumoren, die über die Paukenhöhle durch das Trommelfell in den Gehörgang einbrechen bzw. zentral in die Schädelgrube einwachsen können. Typische Befunde sind **Schallleitungsschwerhörigkeit, pulsierende Ohrgeräusche** und ein dumpfes Gefühl im Ohr, später sind Gleichgewichtsstörungen, Innenohrschwerhörigkeit und Hirnnervenausfälle (N. trigeminus, N. facialis, N. glossopharyngeus, N. vagus, N. hypoglossus) möglich. Schmerzen treten selten auf. In der Otoskopie zeigt sich ein rötlich-bläulicher, ggf. pulssynchron pulsierender Tumor hinter dem Trommelfell.

> ✚ Eine Probeexzision zur histologischen Sicherung sollte wegen der Blutungsgefahr möglichst unterbleiben!

Frage: Welche **Behandlungsmöglichkeiten** gibt es bei Glomustumoren?

Antwort: Die Therapie der Wahl ist die **operative Entfernung** unter Schonung der umgebenden Strukturen, insbesondere der Hirnnerven. Um intraoperative und postoperative Blutungen zu reduzieren, kann eine präoperative Embolisation sinnvoll sein. Bei inoperablen Befunden ist eine palliative Strahlentherapie abzuwägen. Immer sind weitere Tumoren bei dieser oft systemisch auftretenden Erkrankung auszuschließen.

Frage: Wie entsteht eine **Tuberkulose des Mittelohrs?** Welche typischen Befunde erwarten Sie?

Antwort: Eine spezifische Entzündung des Mittelohres durch Mykobakterien entsteht meist **hämatogen,** seltener entwickelt sich die Infektion transtubar. Es zeigt sich eine auffallende **Schallleitungsschwerhörigkeit** bei guter Pneumatisation des Mastoids. Charakteristisch sind **multiple Perforationen** im Trommelfell mit **Otorrhö** und **Schleimhautnekrosen** in der Paukenhöhle.

? **Frage:** Worauf weist eine **Autophonie** hin?

Antwort: Eine hallende Autophonie in Verbindung mit einem dumpfen Ohrdruck weist auf das Syndrom der **klaffenden Tube** hin. Es handelt sich um eine Schlussinsuffizienz der Tube und bewirkt durch einen akzessorischen transtubaren Schalltransport ein hallendes Hören der eigenen Stimme. Diese harmlose Erkrankung wird durch eine Reduktion des peritubaren Ostmann-Fettkörpers und einem erniedrigten Druck im betreffenden Venenplexus hervorgerufen. Bei erhöhtem venösem Druck, wie im Liegen, sistieren die Beschwerden.

1.5 Erkrankungen des Innenohrs

? **Frage:** Welche typischen Symptome zeigen sich bei einer **Innenohrstörung?**

Antwort: Eine Schädigung der Innenohrstruktur geht in wechselnder Ausprägung mit **Hörstörungen, Ohrgeräuschen** und **vestibulären Symptomen** einher.

? **Frage:** Welche Ursachen für eine **akut auftretende Innenohrschwerhörigkeit** kennen Sie?

Antwort: Die häufigste Ursache einer akut auftretenden Innenohrschwerhörigkeit ist der **idiopathische Hörsturz.** Typisch ist hier das einseitige Auftreten ohne erkennbare Ursache. Sind auslösende Faktoren

cochleäre Hörstörung	• mechanisches Trauma, z.B. Felsenbeinfraktur • akustisches Trauma, z.B. lauter Knall • toxisches Trauma, z.B. Medikamente, toxische Labyrinthitis • Perilymphfistel, z.B. Rundfenstermembranruptur • Morbus Menière • Mikrozirkulationsstörung, z.B. Thromboembolien • immunologische Erkrankungen, z.B. Cogan-Syndrom
retrocochleäre Hörstörung	• Tumoren, z.B. Akustikusneurinom • Infektionen, z.B. Bakterien, neurotrope Viren • Mikrozirkulationsstörung • Hirnerkrankungen, z.B. Multiple Sklerose
zentrale Hörstörung	• Tumoren • psychogen

Tab. 1.3: Übersicht über sensorineurale Ursachen eines symptomatischen Hörsturzes

für die akut auftretende Schallempfindungsschwerhörigkeit bekannt, spricht man von einem **symptomatischen Hörsturz**. Auslöser können eine Virusinfektion, ein immunpathologischer Prozess, eine mechanische Ruptur der Rundfenstermembran, Durchblutungsstörungen oder Embolien sein. Auch Stoffwechselstörungen, Störungen der HWS und akute Lärmtraumen können zu einer plötzlichen einseitigen Hörminderung führen.

Frage: Schildern Sie Ihr Vorgehen bei Verdacht auf **Hörsturz**. Was erwarten Sie klinisch?

Antwort: Bei diesem plötzlich auftretenden einseitigen Ereignis ist zunächst anamnestisch zu prüfen, ob es Hinweise auf die Genese gibt. Der idiopathische Hörsturz ist eine Ausschlussdiagnose. Otoskopisch zeigt sich ein Normalbefund, die Stimmgabelprüfung nach Weber wird in das gesunde Ohr lateralisiert und im Tonschwellenaudiogramm kommt es zu einem Abfall der Knochenleitung.

> ✚ Beim Hörsturz sind zentrale Bildgebungen wie MRT aufgrund der Lärmbelastung erst im Intervall angezeigt.

Frage: Welche **Therapiemöglichkeiten** gibt es beim Hörsturz?

Antwort: An erster Stelle ist die Behandlung der **Grunderkrankung** angezeigt, falls diese bekannt ist. Eine Verbesserung der **Mikrozirkulation** wird durch Rheologika und Infusionen angestrebt. Darüber hinaus sollte durch Bettruhe und Ausschalten von Stressfaktoren ein Klima geschaffen werden, das der **Erholung der Innenohrfunktion** dient. Die Spontanheilungsrate ist hoch.

Frage: Ist eine **Lärmschwerhörigkeit** nach Beendigung der Lärmexposition progredient? Beschreiben Sie das Tonschwellenaudiogramm einer Schallempfindungsschwerhörigkeit.

Antwort: Eine **chronische Lärmschwerhörigkeit** ist eine **irreversible** cochleäre Schwerhörigkeit, die nur bei anhaltender Lärmeinwirkung progredient ist. Die Schallempfindungsschwerhörigkeit ist im Audiogramm zunächst durch eine binaurale C^5-Senke bei etwa 4000 Hz geprägt. Diese Senke wird bei weiterer Lärmbelastung breiter und es kommt zu einem diagonalen Hochtonabfall auf beiden Ohren. Es zeigt sich keine Differenz zwischen Knochenleitung und Luftleitung. Entscheidend für die irreversible Ausbildung der Schädigung ist das Produkt aus **Lärmpegel** und **Expositionszeit**.

Merke: C^5-Senke: Hörverlust bei 4000 Hz (Frequenz entspricht dem fünfgestrichenen C).

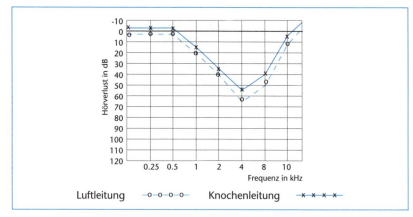

Abb. 1.20: Tonschwellenaudiometrie mit C^5-Senke (nach [3])

Frage: Ab welcher Lautstärke sind **Lärmschutzmaßnahmen** erforderlich?

> ✚ Die berufsbedingte Lärmschwerhörigkeit ist die häufigste Berufserkrankung in Deutschland.

Antwort: Nur vorbeugender Lärmschutz kann eine Lärmschwerhörigkeit verhindern. Bei chronischer Lärmexposition ab etwa **85 dB** über einen langen Zeitraum kommt es zu einer irreversiblen Schädigung der Haarzellen. Neben der tonaudiometrisch darstellbaren Hochtoninnenohrschwerhörigkeit kommt es zu einem **Diskriminationsverlust** im Sprachaudiogramm. Allgemein ist zur Verhinderung einer Schallempfindungsschwerhörigkeit neben einer Reduktion der Lärmemission ein Gehörschutz zu tragen.

Frage: Was versteht man unter einem **Knalltrauma** und einem **Explosionstrauma**? Beschreiben Sie jeweils Trommelfell- und Audiometriebefund.

> ✚ Der Stapediusreflex ist mit einer Latenz von etwa 10 ms nicht in der Lage, das Hörvermögen vor akuten Schallereignissen zu schützen.

Antwort: Knalltrauma und Explosionstrauma unterscheiden sich nach dem otoskopischen Befund und der Einwirkzeit der exzessiven akustischen Belastung:

- **Knalltrauma:** Dies ist eine kurzdauernde, akute Schädigung durch Schallspitzen um 180 dB für einen Zeitraum **unter 2 ms.** Otoskopisch zeigt sich lediglich eine **Gefäßinjizierung** des Trommelfells. Der kochleäre Schaden ist durch Mikrorisse, Untergang von äußeren Haarzellen und akuten Sauerstoffmangel des Corti-Organs geprägt. Neben der **Hörminderung** sind ein **Ohrschmerz** und das Auftreten von **Tinnitus** charakteristisch.
- **Explosionstrauma:** Die Belastung durch das ebenfalls laute Schallereignis mit Schallspitzen um 180 dB ist **länger als 2 ms.** Die Druckwelle führt zu einem **Zerreißen des Trommelfells,** Luxationen und Frakturen der Gehörknöchelchen sowie zu Einblutungen. Die coch-

leären Schäden entsprechen den Schäden des Knalltraumas, sind aber sehr viel stärker ausgeprägt. Die Hörminderung ist daher eine **kombinierte Schwerhörigkeit** mit ausgedehntem Hochtonabfall. **Ohrschmerz** und **Tinnitus** treten ebenfalls auf.

Die primären mechanischen Schäden und die konsekutiven Umbauvorgänge der Cochlea und des Schallleitungsapparates können auch über Jahre zu einer progredienten Hörminderung führen.

Frage: In welche Kategorie fällt eine **Hörminderung** nach einem **Diskobesuch**?

Antwort: Berufs- und Freizeitlärm, wie z. B. laute Musik in Diskotheken, kann Hörminderungen bedingen. Bei einer Schallexposition mit einem hohen Pegel über Sekunden oder Minuten spricht man von einem **akuten Lärmtrauma.** Es kommt zu einer zunächst reversiblen metabolischen Schädigung der äußeren Haarzellen. Tonschellenaudiometrisch zeigt sich eine temporäre Schallempfindungsschwerhörigkeit, die als **Temporary threshold shift** bezeichnet wird. Diese Hörminderung und der begleitende hochfrequente Tinnitus sollten nach 24 h sistieren. Bei rezidivierender Lärmexposition und langandauernden Schalldruckpegel über 85–90 dB(A) kommt es zu einem Untergang der äußeren Haarzellen und einer persistierenden Innenohrschwerhörigkeit mit einem Maximum bei 4000 Hz.

✚ **DD zum Hörsturz:** Das Lärmtrauma ist immer beidseitig. Beim Hörsturz liegt per definitionem keine Lärmexposition vor.

Frage: Was versteht man unter **Presbyakusis**?

Antwort: Presbyakusis beschreibt einen im Alter auftretenden, progredienten Hörverlust insbesondere der **hohen Frequenzen.** Verantwortlich sind **degenerative Prozesse** im Corti-Organ im Zusammenhang mit einer lebenslangen Lärmeinwirkung und einer physiologischen Hirnatrophie. Die Patienten bemerken die langsam auftretende Schwerhörigkeit dadurch, dass sie in Gesellschaft oder bei Störgeräuschen den Gesprächen nicht mehr richtig folgen können. Im Tonschwellenaudiogramm zeigt sich ein annähernd symmetrischer **Hochtonschrägabfall.** Die beidseitig anzustrebende Hörgeräteversorgung ist bei Hörminderung über 30 dB auf dem besser hörenden Ohr indiziert.

Frage: Bitte beschreiben Sie diese **zwei typischen Tonaudiogramme.** Kennen Sie die wahrscheinliche Diagnose?

Antwort: Das erste Tonschwellenaudiogramm zeigt eine **Altersschwerhörigkeit.** Bei dieser so genannten **Presbyakusis** ist eine beidseitige und symmetrische hochtonbetonte Innenohrschwerhörigkeit pathognomonisch. In den hohen Frequenzen kommt es zu einem bogenförmigen

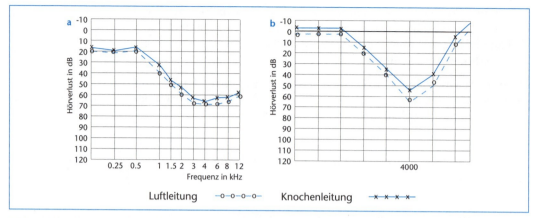

Abb. 1.21: Tonschwellenaudiometrie bei Presbyakusis (a) und Lärmschwerhörigkeit (b) (nach [3])

Abfall der Knochen- und Luftleitungskurve. Betroffene Patienten klagen neben dem Hörverlust der hohen Frequenzen über schlechte Sprachverständlichkeit mit Diskriminationsverlust und eine erhöhte Lärmempfindlichkeit durch positives Recruitment.

Bei dem zweiten Ausdruck handelt es sich um eine **Lärmschwerhörigkeit:** Typisch ist die C^5-Senke bei 4000 Hz. Anfänglich besteht ein punktueller Abfall der Knochen- und Luftleitungskurve. Bei andauernder akustischer Belastung kommt es zu einer Verbreiterung und Progredienz der Hörminderung.

? Frage: Wie wirkt sich ein toxischer Schaden auf das Innenohr aus? Nennen Sie einige **ototoxischen Medikamente!**

✚ Die ASS-bedingte Hörminderung wurde früher zur Einstellung der maximal tolerierbaren ASS-Konzentration bei verschiedenen immunologisch bedingten Erkrankungen genutzt.

Antwort: Eine toxische Schädigung auf das Innenohr ist bei systemischer Zufuhr des schädigenden Agens üblicherweise beidseitig und symmetrisch. Geschädigt werden der Stoffwechsel der Haarzellen, der Hörnerv selbst und auch angrenzende Strukturen wie die Stria vascularis. Folgen sind **Tinnitus, Hörminderung** und **Gleichgewichtsstörungen.** Ototoxisch wirkende Medikamente sind:
- **Aminoglykoside:** z. B. Gentamycin oder Streptomycin. Neurotoxische Schädigung mit Hör- und Gleichgewichtsstörungen.
- **Glykopeptide:** z. B. Vancomycin oder Teicoplanin.
- **Diuretika:** z. B. Furosemid. Die Beeinträchtigung des Hörvermögens ist hier **reversibel.**
- **Acetylsalicylsäure: reversible** Hörschädigung.
- **Zytostatika:** z. B. Cisplatin und Cyclophosphamid. Kontrolle des Hörvermögens und ggf. Dosisanpassung. Völliges Absetzen ist aufgrund der Grunderkrankung meist nicht möglich.

- **Gewerbliche Gifte:** z. B. Arsen, Quecksilber, Blei, Anilin, Benzol, Organophosphate.
- **Rauschmittel:** z. B. Alkohol, Kokain und Heroin.

Frage: Welche Ursachen gibt es für eine Schwerhörigkeit bei Kleinkindern?

Antwort: Der Grund des Schwerhörigkeit kann pränatal, perinatal oder erst nach der Geburt auftreten.
- **Pränatale Schäden** sind meist infektiös, wie die Rötelnembryopathie, oder durch Toxinexposition der Mutter bedingt.
- **Während der Geburt** kann eine Hypoxie oder Geburtstraumen Schäden hervorrufen.
- **Postnatale Schäden** sind meist toxischer Genese durch Hyperbilirubinämie und Infektionen wie Mumps oder Meningitis.

Frage: Was führt häufig zu einer **peripheren Vestibularisstörung**?

Antwort: Periphere Vestibularisstörungen betreffen das vestibuläre Labyrinth, das aus dem Bogengangsapparat und dem Otolithenapparat besteht. Physiologischer Reiz sind Winkel- bzw. Linearbeschleunigungen. Störungen in diesem Bereich zeigen sich durch **Schwindel** und **Gleichgewichtsstörungen.** Häufig sind:
- akuter Vestibularisausfall
- benigner paroxysmaler Lagerungsschwindel (BPLS)
- Morbus Menière
- Labyrinthitis
- Commotio labyrinthi
- Perilymphfistel
- Trauma
- Barotrauma
- ototoxische Substanzen

Frage: Wie entsteht eine **Labyrinthitis?** Nennen Sie einige Symptome.

Antwort: Die Mitbeteiligung des vestibulären und cochleären Labyrinths ist eine Komplikation bei akuten und chronischen **Mittelohrentzündungen,** seltener bei **Meningitis.** Als Eintrittspforten für Bakterien, Viren und Toxine aus dem Mittelohr kommen beide Innenohrfenster bzw. der innere Gehörgang und der Aquaeductus cochleae infrage. Klinisch überwiegen **vestibuläre Symptome** mit Drehschwindel, Übelkeit und Erbrechen. Eine Hörminderung wird meist erst nach Tagen symptomatisch. Die **eitrige Labyrinthitis,** die durch einen Bakterienübertritt in das Innenohr ausgelöst wird, ist durch einen Ausfallnystagmus zur gesunden Seite gekennzeichnet. Bei der **serösen Labyrinthitis,** die viral oder toxisch bedingt ist, zeigt sich zunächst ein Reiznystagmus in das erkrankte Ohr und erst im weiteren Verlauf ein Ausfallnystagmus zur gesunden Seite.

? Frage: Was ist die **Neuropathia vestibularis?**

> ✚ Bei einem kompletten Ausfall ist das Gleichgewichtsorgan kalorisch nicht erregbar.

Antwort: Es handelt sich um einen **akuten Vestibularisausfall,** der mit plötzlich auftretendem Drehschwindel im Zusammenhang mit Übelkeit, Erbrechen und einer vegetativen Begleitsymptomatik einhergeht. Es liegen eine Fallneigung zur kranken Seite und eine Ataxie vor. Deutlich ist ein **Spontannystagmus zur gesunden Seite** im Sinne eines Ausfallnystagmus zu erkennen. Kochleäre Symptome, wie Hörminderung, Tinnitus oder Ohrdruck fehlen. Die Ätiologie ist noch nicht hinreichend aufgeklärt. Vermutet werden Mikrozirkulationsstörungen, aber auch Infektionen, z. B. durch neurotrope Viren.

? Frage: Wie schätzen Sie das klinische Bild eines aktuen Vestibularisausfalls nach drei Wochen und die Prognose des akuten Vestibularisausfalls ein?

> ✚ Je mehr sich der Patient mobilisiert, umso schneller setzt die zentrale Kompensation ein.

Antwort: Die Prognose eines akuten Vestibularisausfalls ist günstig: Der typische Dauerdrehschwindel und die Lateropulsation nimmt bereits nach wenigen Stunden ab. Nach 3 Tagen zeigt sich meist noch ein spontaner **Ausfallnystagmus zur gesunden Seite,** während sich die vegetative Begleitsymptomatik bereits zurückbildet. Nach 3 Wochen ist in 30% mit einem **Erholungsnystagmus zur kranken Seite** zu rechnen. Bei konsequent durchgeführtem Vestibularistraining kommt es durch eine zentrale Kompensation zu weiterer Besserung des Allgemeinzustandes.

? Frage: Was ist ein **benigner paroxysmaler Lagerungsschwindel (BPLS)?** Bitte schildern Sie die pathophysiologische Erklärung dieser Erkrankung!

Antwort: Beim BPLS klagen die Patienten über rezidivierende Schwindelattacken. Neben **Nystagmen,** die durch bestimmte Kopfbewegungen und Lagewechsel reproduziert werden, beschreibt der Patient schlagartigen **Drehschwindelanfall** von etwa 1 min Dauer, der mit Übelkeit, Erbrechen und Ataxie einhergeht. Es wird angenommen, dass es bei einem BPLS, den man auch als **Kupulolithiasis** bezeichnet, zu einer unphysiologischen Auslenkung und Reizung der Kupula kommt. Als Auslöser werden in der Endolymphe flottierende Partikel aus der Otolithenmembran verantwortlich gemacht. Diese werden bei

1.5 Erkrankungen des Innenohrs

Kopfbewegungen beschleunigt und bewirken aktiv und durch den resultierenden Sog eine Kupulaauslenkung, die nach wenigen Sekunden Latenz den ermüdbaren Drehschwindel auslöst.

Frage: Besteht hier ein akuter Handlungs- und Operationsbedarf?

Antwort: Es handelt sich um ein benignes Geschehen, dass in der Regel innerhalb von Tagen bis Wochen spontan verschwindet; daher besteht kein Operationsbedarf. Gelegentlich kommt es aber zu Rezidiven. Die **Spontanremission** lässt sich durch ein **Lagerungstraining** beschleunigen. Dadurch sollen die reizenden Partikel in der Endolymphe absinken und sich verfangen bzw. in den Utrikulus eintreten. Falls die Drehschwindelanfälle so häufig rezidivieren, dass eine Invalidisierung des Patienten abzusehen ist, sollte als Ultima Ratio die chirurgische Obliteration des betreffenden Bogengangs empfohlen werden, die zu einem sofortigem Sistieren der Anfälle führt.

Frage: Was ist ein **Nystagmus**?

Antwort: Ein Nystagmus ist eine unwillkürliche Augenbewegung, bestehend aus einer **langsamen** und einer dazu entgegengesetzt gerichteten, **schnellen Komponente.** Man definiert die Nystagmusrichtung nach der schnellen, besser zu beobachtenden Komponente, die reflektorisch ist.

Frage: Wie kann eine **Ruptur des ovalen** und **runden Fensters** provoziert werden? Welche Symptome können auftreten?

Antwort: Eine isolierte Ruptur der Membran des **runden Fensters** kann durch akute Druckänderungen ausgelöst werden und einen Austritt von Perilymphe in das Mittelohr bewirken. Eine Ruptur des **ovalen Fensters** kann nur postoperativ oder posttraumatisch auftreten. Die Perilymphfistel führt zu einer **einseitigen Innenohrschwerhörigkeit** vergleichbar mit einem Hörsturz. Es können **vestibuläre Symptome** wie Schwindel, Übelkeit und Erbrechen und auch **Ohrgeräusche** auftreten.

Frage: Erklären Sie das Wirkungsprinzip eines **Cochlea-Implants?** Kennen Sie Indikationen?

Antwort: Das Wirkungsprinzip ist eine Reizung des Hörnerven unter Umgehung des Mittelohrs und der Lymphstrukturen der Cochlea. Aufgebaut ist das Implantat aus dem implantierten Empfänger und der Reizelektrode. Die permanente Reizelektrode wird knapp unterhalb der Stapesfußplatte in die Schnecke eingeführt. Da die einzelnen Elektroden unterschiedlich weit in den Windungen der Scala tympani liegen, können unterschiedliche Abschnitte des Hörnervs getrennt gereizt werden. Von hier aus nimmt die Hörinformation ihren physiologischen Verlauf über die Hörbahn. Die akustische Information von außen wird durch ein Mikrophon und einen Sprachprozessor in elektrische Signale umgewandelt und über Radiofrequenz auf den im Mastoidknochen implantierten Empfänger transkutan übertragen. Indiziert ist ein Cochlea-Implant bei **Schallempfindungsschwerhörigkeiten,** die mit einem Hörgerät nicht adäquat versorgt werden können, wenn Hörnerv und Hörbahn intakt sind. Es ist aber immer eine individuelle und interdisziplinäre Entscheidung, ob die Versorgung mit einem Cochlea-Implant sinnvoll ist.

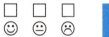

? Frage: Wie zeigt sich der **Morbus Menière?** Wie sehen Ätiologie, Therapie und Prognose aus?

Antwort: Die Symptomentrias des Morbus Menière kennzeichnet sich durch das gleichzeitige, anfallsweise Auftreten von
- Drehschwindel mit Übelkeit,
- einseitigem fluktuierendem Hörverlust und
- einseitigem Tinnitus.

Die Anfälle treten täglich oder wöchentlich und gehäuft unter Stresssituationen auf.

Die Erkrankung betrifft das cochleovestibuläre Organ. Am Anfang des Geschehens steht die Entwicklung eines **Hydrops des häutigen Labyrinths,** der durch gestörte Endolymphproduktion, Resorptionsblockade oder Verschluss des Ductus endolymphaticus bedingt sein kann. Als Auslöser der Anfälle wird eine **Ruptur** oder **Permeabilitätserhöhung des Endolymphschlauches** und damit eine Vermischung der kaliumarmen Perilymphe mit kaliumreicher Endolymphe verantwortlich gemacht. Dies führt zu einer **Kaliumintoxikation** der nervösen Elemente und einer unkontrollierten Depolarisation der vestibulären und cochleären Nervenfasern. Der Verlauf ist unberechenbar; es kann zu Remissionen kommen, aber auch hier sind Rezidive nach Jahren möglich.

Der akute Anfall wird durch Bettruhe, Stressabbau und – bei Bedarf – milde Sedierung und Antivertiginosa behandelt. Eine Therapie mit Kortison wird diskutiert. Längerfristig sollte man eine **Durchblutungsförderung** mit Infusionen und Rheologika über mehrere Tage anstreben, weiterhin Blutdruckkontrollen, Einschränkung von potentiellen Noxen wie Nikotin, Alkohol, Kaffee und den Versuch, durch diätetische Maßnahmen wie salzarmer Kost eine Natriumreduktion und eine Hydropsbeeinflussung zu bewirken. Bei mangelndem Ansprechen oder invalidisierenden Schwindelanfällen kann das betroffene Labyrinth operativ oder durch ototoxische Substanzen irreversibel ausgeschaltet werden. Zur Nachbehandlung und Anfallsprophylaxe stehen Betahistidin, Antihistaminika, Calciumantagonisten und Ginkgo biloba zur Verfügung.

Frage: Warum hören Betroffene im Verlauf der Erkrankung immer schlechter?

Antwort: Mehrfach wiederholte Kaliumintoxikationen führen zu einem zunehmendem **Haarzelluntergang** und erklären die bleibende Hörverschlechterung nach mehreren Anfällen.

Frage: Nennen Sie Unterschiede im **Schwindel** bei Morbus Menière und Neuropathia vestibularis!

Antwort: Die Schwindelanfälle des **Morbus Menière** dauern über **Minuten bis Stunden.** Zusätzlich treten infolge von Rezidiven Schwerhörigkeit und Ohrgeräusche auf. Bei einer **Neuropathia vestibularis** hält der Dauerschwindel über **Tage** an. Cochleäre Symptome wie Schwerhörigkeit oder Tinnitus fehlen.

Frage: Zu Ihnen kommt ein Patient, der über ein **Ohrgeräusch** klagt. Was fragen Sie ihn und warum?

Antwort: Tinnitus ist ein Ohrgeräusch ohne äußeren akustischen Reiz. Ich frage, ob das Ohrgeräusch auf einem Ohr oder beidseitig auftritt: **Einseitiger** Tinnitus ist häufiger ohrbedingt, z.B. Hörsturz oder bei Morbus Menière, während bei einem **beidseitigen** Tinnitus degenerative Prozesse und internistische Erkrankungen ausgeschlossen werden müssen. Auch **wie lange** der Tinnitus bereits besteht, ist diagnostisch sehr wichtig. Vor allem das plötzlich auftretende Ohrgeräusch verlangt eine genaue Abklärung – es könnte das Erstsymptom eines Akustikusneurinoms sein. Die Frage nach dem **Geräuschcharakter** und **Änderungen des Geräuschbildes** (z.B. bei Kieferbewegungen) können Hinweise auf die Ätiologie geben. Hochfrequente Geräusche haben ihren Ursprung oft im äußeren Ohr und Mittelohr, ein Zischen spricht eher für Innenohrprozesse und einen nicht-otogen bedingten Tinnitus. Schließlich bleibt noch der **Grad der Beeinflussung** zu erfragen. Von hohem prognostischem Wert ist hier, ob ein **kompensierter** Tinnitus, der den Patienten nicht im täglichen Leben beeinträchtigt, oder ein **dekompensierter** Tinnitus vorliegt.

Frage: Wie unterscheidet sich die **Therapie** bei akutem und chronischem Tinnitus?

Antwort: Bei einem **akut** auftretenden, idiopathischen Tinnitus wird eine Verbesserung der Innenohrdurchblutung durch Infusionen, hyperbare Sauerstofftherapie und antiinflammatorische Therapie mit Kortison empfohlen. Die Wirksamkeit dieser Behandlung ist aber nicht völlig überzeugend. Das Behandlungskonzept des **chronischen,** idiopathischen Tinnitus umfasst eine ausreichende Aufklärung und Beratung des Patienten. Durch Strategien zur Tinnitusverdrängung soll die auditorische Empfindung nicht mehr als störend empfunden werden. Ziel ist die Kompensierung und das „Nicht-mehr-hören" des Ohrgeräusches.

? Frage: Nennen Sie Beispiele für einen **objektiven Tinnitus!**

Antwort: Der so genannte objektive Tinnitus beschreibt ein objektivierbares Geräusch, dass durch Mikrophone darstellbar ist. **Vaskuläre** Prozesse wie Gefäßmissbildungen oder Glomustumore führen zu pulssynchronen Strömungsgeräuschen. Ein **myogener** Tinnitus durch spontane Muskelkontraktionen (z. B. Myoklonus des M. tensor tympani) in diesem Bereich führt ebenfalls zu darstellbaren klickenden Geräuschen.

? Frage: Handelt es sich bei der **Seekrankheit** um eine periphere oder zentrale Störung des Gleichgewichts?

Antwort: Die Seekrankheit zählt zu den Reisekrankheiten, den sog. **Kinetosen.** Sie wird durch eine Reise auf einem schwankenden Schiff ausgelöst und kann zu einer ausgeprägten vegetativen Symptomatik mit Unwohlsein und Erbrechen führen. Es lässt sich nicht sicher definieren, ob die Störung rein peripher bedingt ist, da die **visuellen** und **vestibulären Systeme** in sich korrekte, aber für den Körper **widersprüchliche Informationen** nach zentral senden. Durch Gewöhnung bzw. Training und den Versuch der ruhigen Fixation eines entfernten Objektes können die Symptome gelindert werden. Auch Antivertiginosa führen zu geringeren Beschwerden; zu beachten ist aber die oft nicht unerhebliche sedierende Nebenwirkung.

! Merke: Keine sedierende Antivertiginosa vor Tauchgängen oder bei aktiver Teilnahme am Straßenverkehr!

1.6 Retrocochleäre Erkrankungen

? Frage: Wie diagnostizieren Sie **retrocochleär** bedingte **Hörminderungen?** Nennen Sie einige Beispiele retrokochleärer Erkrankungen.

1.6 Retrocochleäre Erkrankungen

Antwort: Während früher überschwellige Hörprüfungen einen Verdacht auf eine möglicherweise retrocochleäre Genese von Hörminderungen erbrachten, wird dies heute durch die Ableitung von **OAE** und **BERA** geleistet. Auch die hochauflösende Bildgebung durch **MRT** und **CT** ist häufig in der Lage, retrocochleäre Erkrankungen darzustellen. Einige Beispiele für retrocochleäre Hörminderungen sind:
- Tumoren des inneren Gehörgangs und des Kleinhirnbrückenwinkels (z. B. Akustikusneurinom)
- Hirnerkrankungen (z. B. Multiple Sklerose)
- entzündliche Veränderungen des Hörnervs (z. B. neurotrope Viren oder bei Meningitis)
- Trauma des Hörnervs (z. B. Felsenbeinquerfraktur)
- Kompression des Hörnervs (z. B. Gefäßschlingen)
- Mikrozirkulationsstörung (z. B. Thromboembolien)

Frage: Sicher haben Sie das Prinzip der **BERA** kennen gelernt. Erläutern Sie bitte kurz dieses diagnostische Verfahren und seine Indikation!

Antwort: BERA ist die Abkürzung von Brainsteam evoked response audiometry. Das kann man frei als **Hirnstammaudiometrie** übersetzen. Nach akustischer Stimulation leitet man so genannte **FAEP,** d. h. frühe akustisch evozierte Potentiale, über Vertex- und Mastoidoberflächenelektroden ab. Diese spezifischen Potentiale werden computergestützt aus den unzähligen Wellen des EEG extrahiert und hinsichtlich Latenz und Amplitude untersucht. Die BERA dient als **objektive Hörprüfung** der Schwellenabschätzung und der topographischen Diagnostik bei retrocochleären Störungen.

Frage: Kann man die **BERA** auch beim komatösen Patient anwenden?

Antwort: Ja, die BERA ist **vigilanzunabhängig.** Ein weiterer Vorteil ist die **Objektivität.** Man kann sie als Untersuchungsmethode auch bei Kleinkindern und anderen Patienten, die auf einen akustischen Reiz nicht adäquat reagieren, einsetzen. Im Gegensatz hierzu ist die **CERA**, die Untersuchung kortikaler Regionen, **vigilanzabhängig.**

Merke:
BERA: vigilanzunabhängige Aussagen über das Hörvermögen
CERA: untersucht **mittlere** und **späte Potentiale** → Aussagen über zentrale auditive Verarbeitung (subkortikale und kortikale Regionen), vigilanzabhängig

? Frage: Sprechen wir über das **Akustikusneurinom.** Was fällt Ihnen dazu alles ein?

Antwort: Das Akustikusneurinom ist ein gutartiger Tumor im **inneren Gehörgang** oder **Kleinhirnbrückenwinkel,** der von der Pars vestibularis des N. vestibulocochlearis ausgeht. Das Gewebe besteht aus Schwann-Zellen des Neurolemms sowie Bindegewebe. Es ist der häufigste Tumor der Schädelbasis. Je nach Überwiegen des intra- oder extrameatalen Anteils klagen Patienten über eine schleichende, progrediente **Schwerhörigkeit** insbesondere im Hochtonbereich, **Tinnitus** und **Dysakusis.** Schwindel und Gangunsicherheit sind aufgrund des langsamen Tumorwachstums meist nur diskret vorhanden. Der Körper kann den vestibulären Ausfall zentral kompensieren.

Seltene Komplikationen durch Kompression sind eine periphere Fazialisparese, Sensibilitätsstörungen im Bereich des N. trigeminus, Abduzensparese, Ataxie und Gangstörungen durch Kleinhirnbeteiligung, Schluckstörungen und Hirndrucksymptome. Das Mittel der Wahl zur Darstellung ist eine **MRT** mit Kontrastmittel. Als Therapie empfiehlt sich die **chirurgische Entfernung,** die je nach Lage des Tumors auf verschiedenen Zugangswegen möglich ist: transtemporal, translabyrinthär oder subokziptal bei hauptsächlich extrameataler Lage des Tumors im Kleinhirnbrückenwinkel.

! Merke: Bei der Neurofibromatose 2 treten gehäuft bilaterale Akustikusneurinome auf.

? Frage: Was ist **Schwindel** und welche Hauptarten unterscheidet man?

Antwort: Das Symptom Schwindel ist eine **subjektive** Empfindung, die nicht messbar ist und eine Orientierungsstörung beschreibt. Man unterscheidet **nicht vestibulären** Schwindel, wie z. B. durchblutungsbedingter Schwindel, und **vestibulären** Schwindel. Dieser wiederum lässt sich in **periphere** und **zentrale Vestibularisstörungen** einteilen.

? Frage: Wie unterscheidet sich die Klinik dieser beiden vestibulären Schwindelformen?

Antwort: Eine sichere Unterscheidung als „Blickdiagnose" existiert nicht. Wichtig ist die gründliche Anamnese sowie die sorgfältige Untersuchung und Ausführung der Funktionstests. Klinische Merkmale peripherer und zentraler Vestibularisstörungen sind:

periphere Vestibularisstörungen	• meist Drehschwindel • richtungsbestimmter Horizontalnystagmus • richtungsbestimmter Lagenystagmus • richtungsbestimmter Lagerungsnystagmus • thermische Untererregbarkeit einer Seite • cochleäre Symptome • intensives Schwindelgefühl • intakte Nystagmushemmung durch optische Fixation
zentrale Vestibularisstörungen	• meist unklarer Schwankschwindel • richtungwechselnder Nystagmus • vertikaler Nystagmus • mäßiges Schwindelgefühl • Ataxie • fehlende Nystagmushemmung durch optische Fixation

Tab. 1.3: Differentialdiagnostische Hinweise bei vestibulärem Schwindel

Frage: Welche häufigen Erkrankungen mit dem **Leitsymptom Schwindel** gibt es?

Antwort: Schwindel kann bei verschiedenen Erkrankungen als Leitsymptom im Vordergrund stehen:
- **Periphere Vestibularisstörungen:** Vestibularisausfall, Commotio labyrinthi, ototoxische Labyrinthschädigung, Labyrinthitis, Morbus Menière, Felsenbeinquerfraktur, BPLS.
- **Zentrale Vestibularisstörungen:** Akustikusneurinom, Entzündungen des N. vestibularis und postmeningitische Veränderungen, Durchblutungsstörungen des Hirnstamms, vertebrobasiläre Insuffizienz, multiple Sklerose, Infektionen, Tumoren, Traumata, metabolische Störungen, Anfallsleiden.
- **Nicht vestibulärer Schwindel:** vaskulär bedingter Schwindel, Stoffwechselstörungen, Infektionskrankheiten, sensomotorisch widersprüchliche Fehlinformationen, zervikal bedingter Schwindel, psychosomatischer Schwindel.

1.7 Erkrankungen der Laterobasis

Frage: Welche zwei Arten von **laterobasalen Frakturen** unterscheidet man? Erläutern Sie jeweils Ätiologie und Symptome!

Antwort: Man unterscheidet die häufigere Felsenbeinlängsfraktur von der -querfraktur. Es überwiegen aber Mischformen mit einem kombinierten Frakturverlauf (oblique fracture).
- **Felsenbeinlängsfrakturen** werden durch transversale Kräfte hervorgerufen, wie zum Beispiel durch Sturz auf das Ohr. Oft kommt es zu einem Riss des Trommelfells mit den Folgen der Schallleitungs-

schwerhörigkeit, Blut- und evtl. sogar Liquoraustritt aus dem äußeren Gehörgang **(Otoliquorrhö).** Meist sind das Innenohr und das Gleichgewichtsorgan nicht betroffen. Eine Fazialisparese wird in etwa 20 % diagnostiziert.

- **Felsenbeinquerfrakturen** kommen durch Längsdruck zustande, also durch eine Krafteinwirkung auf Stirn oder Hinterkopf. Das Innenohr ist aufgrund seiner Lage meist mitgeschädigt und es besteht eine größere Gefahr der Ertaubung. Durch einen akuten Vestibularisausfall findet sich häufig ein initialer Schwindel und Spontannystagmus zur gesunden Seite, der nach Wochen zentral kompensiert wird. Auch eine Fazialisparese ist mit etwa 50 % deutlich häufiger. Otoskopisch erkennt man ein Hämatotympanon, da das Trommelfell bei einer Querfraktur in der Regel nicht zerreißt. Bisweilen sieht man hier einen Blut- und Liquorabfluss über die Nase **(Rhinoliquorrö).**

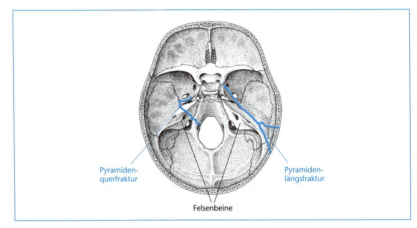

Abb. 1.22:   Frakturlinienverlauf bei Felsenbeinfrakturen [2]

? Frage: Wie gehen Sie **therapeutisch** vor?

Antwort: Die unkomplizierte Felsenbeinfraktur bedarf einer **antibiotischen Abdeckung** und initialen **Bettruhe.** Eine persistierende Liquorrhö wird mit einer **Duraplastik** operativ versorgt. Eine Sofortparese des N. facialis sollte exploriert und ggf. durch eine **Fazialisdekompression** behandelt werden. Ansonsten ist ein chirurgisches Vorgehen bei nicht konservativ beherrschbaren Komplikationen indiziert. Eine Rekonstruktion des Schallleitungsapparats wie die Rekonstruktion einer Kettenunterbrechung oder des Trommelfells sollte im Intervall durchgeführt werden.

? Frage: Welche der angesprochenen **Fazialisparesen** hat die bessere Prognose?

Antwort: Eine Fazialisparese bei **Felsenbeinquerfraktur** hat ohne Intervention die schlechtere Prognose, da der N. facialis meist direkt geschädigt ist. Bei der **Längsfraktur** sind die Fazialisausfälle in der Regel durch Entzündung und Schwellung in seinem Lager bedingt, also **sekundär** hervorgerufen. Therapeutisch unterstützend wirkt bei dieser Pathogenese die Gabe von Kortikosteroiden.

Frage: Welche zwei **Hauptgruppen** unterscheidet man bei der **Fazialisparese** allgemein?

Antwort: Im Verlauf des N. facialis unterscheidet man die zentrale Schädigung, die supranukleär gelegen ist, von der peripheren Läsion, die in den Kerngebieten bzw. nach Austritt des 7. Hirnnervs aus den Fazialiskernen auftritt. Bei der **peripheren Parese** ist die hervorgerufene Schädigung komplett, d.h. alle peripheren **ipsilateralen** Äste sind betroffen. Zu dieser Form gehören somit auch Paresen, die durch laterobasale Fakturen hervorgerufen werden. Bei der **zentralen Parese** bleibt aufgrund der nukleären Kreuzung der beiden Stirnäste die Innervation der Stirnmuskulatur erhalten, während es zu einer **kontralateralen** Lähmung der übrigen versorgten mimischen Muskulatur kommt.

Frage: Warum kommt es bei einer **zentralen Fazialisparese** zu einem kontralateralen Ausfall?

Antwort: Eine supranukleäre Schädigung des Nerven, z. B. auf der rechten Seite, führt zu einem Ausfall der betroffenen mimischen Muskeln des Auges und des Mundes der linken Seite, da die motorischen Neurone gekreuzt von den motorischen Hirnrindenarealen innerviert werden. Der Stirnast bleibt, weil von beiden Seiten versorgt, erhalten.

Frage: Nennen Sie mindestens fünf Ursachen für eine **Fazialisparese**.

Antwort: Neben zentralen Störungen überwiegen periphere Fazialisparesen durch: Felsenbeinfrakturen, Cholesteatom, Otitiden, Mastoiditis, Tumore, Parotis-OP, Akustikusneurinom, infektiös (Borreliose, Herpes Zoster etc.) und ideopathisch (75%!).

Frage: Kennen Sie Tests zur **Topodiagnostik** von Nervenschädigungen am Beispiel des **N. facialis**?

Antwort: Die zentrale Schädigung fällt dadurch auf, dass das **Stirnrunzeln,** gelegentlich sogar der Augenschluss, noch möglich sind, während alle anderen Funktionen des betroffenen Nerven geschädigt sind (☞ Abb. 1.23 im Farbteil). Eine periphere Fazialisparese lässt sich durch klinische Überprüfung der abgehenden Äste des N. facialis topographisch einordnen: Mit dem **Schirmer-Test** überprüft man die Tränensektion, mit der **Stapediusreflexprüfung** eine mögliche Hyperakusis und durch eine **Geschmacksprüfung** die Funktion der Chorda tympani. Neben diesen klinischen Tests, zu denen auch die Prüfung des **Hitselberger-Zeichens** gehört, gibt es noch elektrische Nervenerregbarkeitstests: **Elektroneuronographie** und **Elektromyographie**.

> **Merke:** Kommt es bei einer peripheren Fazialisparese zu einer isolierten Schädigung des Mund- und Augenastes, kann das klinische Bild einer zentralen Parese imitiert werden.

Frage: Welche **bildgebenden Verfahren** favorisieren Sie bei einem unklaren Fall der peripheren Fazialisparese?

Antwort: Als einfache und rasch durchzuführende Untersuchung bietet sich die **Sonographie** der Parotisregion an, um Auffälligkeiten im Bereich der Endäste des N. facialis auszuschließen. Entscheidender ist jedoch die Durchführung einer **CT** und ggf. einer **MRT** zur genaueren Lokalisation einer Fraktur, einer Entzündung, einer Blutung oder einer Raumforderung im Verlauf des 7. Hirnnerven.

Frage: Woran müssen Sie denken, wenn bei einem Patienten eine **Abduzensparese** und **Trigeminusschmerzen** vorliegen?

Antwort: Eine Erkrankung, die mit dieser Symptomatik einhergeht, ist das **Gradenigo-Syndrom.** Es handelt sich um eine akute Entzündung der pneumatisierten Felsenbeinspitze. Es liegt eine typische Symptomentrias vor:
- Abduzensparese (Doppelbilder)
- Trigeminussymptome (Reizung, Neuralgie)
- Otitis media

Gesichert wird der Verdacht durch eine CT, in der sich **Osteolysen der Pyramidenspitze** zeigen.

2 Nase, Nasennebenhöhlen, Gesicht

2.1 Grundlagen

Frage: Wie ist die äußere Nase aufgebaut?

Antwort: Die äußere Nase besteht aus einem **knöchernen** und einem **knorpeligen** Anteil. Die Nasenwurzel wird durch das **Os nasale** geformt. Der weitere Nasenrücken und die Nasenspitze werden durch das knorpelige Septum, die Flügelknorpel und die Lateralknorpel bestimmt. Der Nasenspitzenknorpel bildet durch die Flügelknorpel die Nasenflügel und den Nasensteg.

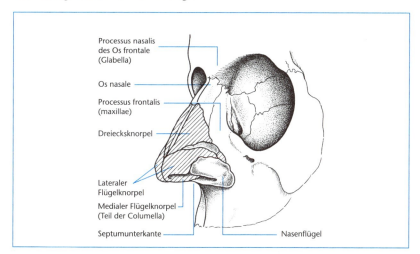

Abb. 2.1: Anatomie der äußeren Nase [2]

Frage: Welche **histologische** Entität findet man in der Nase?

Antwort: In der Nasenhaupthöhle findet sich überwiegend **Flimmerepithel.** Es besteht aus Zylinderzellen, deren Zilienschlag zu den Choanen gerichtet ist, sowie Becher- und Basalzellen. Davon abzugrenzen ist die sehr spezielle **olfaktorische Schleimhaut** im Nasendach, am hinteren oberen Septum und an der medialen Seite der mittleren Muschel. Sie enthält bipolare Nervenzellen, die von Stütz- und Basalzellen umgeben sind. Vorgeschaltet und durch die Kanten des Nasenflügelknorpels abgegrenzt liegt der Nasenvorhof mit **verhornendem Plattenepithel,** Talgdrüsen und Haaren.

? **Frage:** Wie erfolgt die **arterielle** Gefäßversorgung der Nase?

Antwort: Die Nase wird durch mehrere Endäste aus der A. carotis interna (ACI) und A. carotis externa (ACE) unter Ausbildung zahlreicher Anastomosen versorgt. Die Blutversorgung der äußeren Nase erfolgt durch die **A. ophthalmica** (aus ACI) und die **A. facialis** (aus ACE). Das Nasenseptum wird im kranialen Bereich Anschluss durch die Aa. ethmoidalis anteriores und posteriores (aus A. ophthalmica), im hinteren Abschnitt durch die A. nasalis posterior (aus **A. sphenopalatina** der ACE) und im vorderen Bereich durch die A. nasopalatina versorgt. Von besonderer klinischer Bedeutung ist der Anastomosenbereich um den **Locus Kiesselbachi,** der sich im vorderen unteren Septumabschnitt befindet. In den meisten Fällen gehen Blutungen von diesem Bereich aus.

? **Frage:** Welche **anatomischen Strukturen** grenzen an die Nasenhaupthöhle?

Antwort: Die an die Nase grenzenden Strukturen haben aus funktionellen, pathogenetischen, aber auch kosmetischen Gründen eine große Bedeutung:
- **unten:** harter Gaumen
- **oben:** Nasenbein, Keilbein, Lamina cribrosa als Verbindung zur vorderen Schädelbasis
- **lateral:** Oberkiefer, Teile des Os lacrimale und des Gaumenbeins, Keilbeinkörper und Siebbein, das auch die obere und mittlere Nasenmuschel ausbildet. Die untere Muschel ist ein eigenständiger Knochen (Os turbinale inferior).
- **medial:** Septum nasi (knorpelige Lamina quadrangularis, Lamina perpendicularis und im hinteren Bereich der Vomer)
- **vorne:** Nasenklappe als atemphysiologisch engste Stelle der Nase und davor das Vestibulum nasi
- **hinten:** Choanen als Übergang in den Nasopharynx und darüber die Keilbeinhöhlen

? **Frage:** Verdeutlichen Sie die **Ausführungsgänge** der Nase. Welche sind in der nicht operierten Nase üblicherweise einsehbar?

Antwort: Im unteren Nasengang mündet der **Ductus nasolacrimalis,** der von den beiden Tränenpünktchen des Auges über den Tränensack zu diesem Ostium zieht. Im mittleren Nasengang befindet sich die ostiomeatale Einheit mit **Infundibulum ethmoidale** und Processus uncinatus. Hier münden **Sinus maxillaris, Sinus frontalis** und die **vorderen Siebbeinzellen.** Die **hinteren Siebbeinzellen,** die durch eine Grenzlamelle von den vorderen getrennt sind, drainieren ebenso wie der **Sinus sphe-**

noidalis in den oberen Nasengang. In der nicht operierten Nase sind die Nasennebenhöhlen mit ihren Ausführungsgängen in der Regel nicht einsehbar, insbesondere die ostiomeatale Einheit ist durch die mittlere Muschel verdeckt.

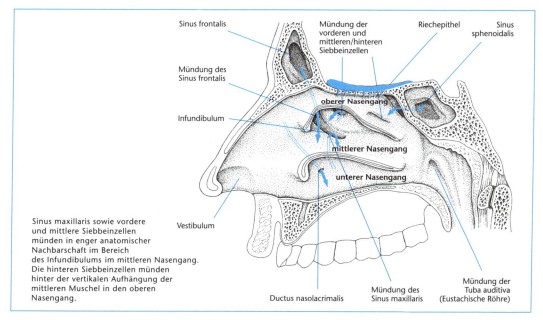

Abb. 2.2: Anatomie der lateralen Nasenwand und der Nasengänge [2]

Frage: Wo liegt der **Hiatus semilunaris?** Welche Bedeutung hat die Lage für Erkrankungen der Nasennebenhöhlen?

Antwort: Der **Hiatus semilunaris** befindet sich lateral der mittleren Muschel im Bereich des Processus uncinatus. Die relativ hohe Lage kra-

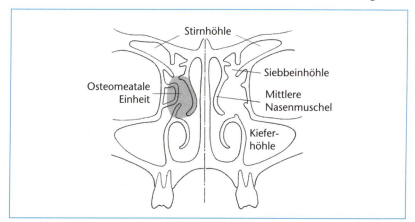

Abb. 2.3: Sinusitis [3]

nial des Kieferhöhlenbodens hat zur Folge, dass ein Abfließen von Sekret aus der Kieferhöhle erschwert ist. Bei einer entzündlichen Schleimhautschwellung des Hiatus semilunaris kommt es zu einer generellen Belüftungsstörung der nachgeschalteten Nasennebenhöhlen mit den möglichen Folgen der akuten und chronifizierenden **Sinusitis.**

? Frage: Was sind die **Aufgaben** der Nasenhaupthöhle?

Antwort: Die wichtigste Aufgabe der Nase ist der **Transport** der Luft. Daneben trägt die Nasenschleimhaut auch zu ihrer **Befeuchtung, Reinigung** und **Erwärmung** bei. Durch die Verlangsamung des respiratorischen Luftstroms wird das Atemvolumen reguliert. Als Teil des oberen Ansatzrohres trägt die Nasenhaupthöhle zur **Sprach-** und **Lautbildung** bei. Auch bei der spezifischen und ungerichteten **Immunabwehr** ist die Nasenschleimhaut beteiligt. Nasal können zahlreiche **Reflexfunktionen** ausgelöst werden, z.B. Nies-, Tränen-, Husten- oder Atemreflex. Eine besondere Bedeutung bekommt die Nase im Hinblick auf den **Geruchssinn** durch die Regio olfactoria.

? Frage: Was versteht man unter dem **nasalen Zyklus**?

✚ Vegetatives Nervensystem: Sympathikus: (Noradrenalin) – Abschwellung der Nasenmuscheln. Parasympathikus: (Acetylcholin) – Schwellung und Hypersekretion

Antwort: Beim nasalen Zyklus handelt es sich um eine physiologische Verengung bzw. Erweiterung der beiden Nasenhaupthöhlen. Dieser dynamische Prozess ist individuell unterschiedlich: So kommt es im Abstand von etwa 3 h zu einer **wechselseitigen Lumenveränderung** und einer konsekutiven alternierenden erhöhten Durchgängigkeit jeweils einer Seite. In Seitenlage sind meist die unten liegenden Nasenmuscheln geschwollen. Morphologisches Korrelat sind venöse Schwellkörper der mittleren und unteren Nasenmuschel.

? Frage: Welche Knochen begrenzen die **Orbita**?

Antwort: Das **Dach** der Orbita wird durch die Pars orbitalis ossis frontalis und die Ala minor ossis sphenoidalis gebildet. Die Ala major ossis sphenoidalis ist mit dem Os zygomaticum an der **laterale Wand** der Augenhöhle beteiligt. Die **mediale Wand** besteht aus Anteilen der Lamina orbitalis ossis ethmoidalis, Os lacrimale, Os sphenoidale, Os frontale und Maxilla. Der **Orbitaboden** setzt sich aus Facies orbitalis des Corpus maxillaris, Processus orbitalis ossis palatini und Anteilen des Os zygomaticum zusammen.

2.1 Grundlagen

Frage: Welche anatomischen Strukturen grenzen an die **Siebbeinzellen?**

Antwort: Das Labyrinth der pneumatisierten Siebbeinzellen ist individuell unterschiedlich durch knöcherne Septen getrennt.
- **Kaudal** der Siebbeinzellen finden sich knöchern abgegrenzt die Keilbeinhöhlen.
- **Kranial** ist die vordere Schädelbasis hauptsächlich durch das Os frontale und medial von der Lamina cribrosa abgedeckt. Diese ist von besonderer klinischer Bedeutung, da durch diese dünne Knochenplatte die **Fila olfactoria** ziehen. Bei Läsionen können hier Infektionen nach endokraniell aufsteigen.
- **Lateral** ist die Orbita durch die dünne Lamina papyracea abgegrenzt.
- **Medial** findet sich die laterale Nasenwand mit der mittleren und oberen Muschel und weiter kranial die Siebbeinzellen der Gegenseite.
- **Vorne** schließt sich die Nase bzw. der mediale Augenwinkel an.
- **Hinten** liegen die Keilbeinhöhle sowie die vordere und mittlere Schädelgrube. Von klinischer Bedeutung ist die enge anatomische Beziehung zum N. opticus in diesem Abschnitt.

Frage: Kennen Sie die **Eigennamen von Siebbeinzellen,** die als Normvariante in anderen Nasennebenhöhlen liegen?

Antwort: Haller-Zellen beschreiben direkt infraorbital gelegene Siebbeinzellen, die in die Kieferhöhle verlagert sind. **Onodi-Zelle** beschreibt eine hintere Siebbeinzelle in der Keilbeinhöhle, die den Canalis opticus umscheidet. Beide seltenen Normvarianten sind bei Operationen in dem betreffenden Gebiet zu bedenken, um Komplikationen zu vermeiden.

Frage: Welche Nasennebenhöhlen sind **bereits bei der Geburt** vorhanden?

Antwort: Die **Siebbeinzellen** sind beim Neugeborenen die einzigen Nasennebenhöhlen, die nahezu in ihrer endgültigen Form vorhanden sind. Die Keilbeinhöhle und die Kieferhöhle mit der Dention des Dauergebisses werden etwa bis zum 6. Lebensjahr angelegt. Die Stirnhöhle bildet sich als letzte der pneumatisierten Nasennebenhöhlen bis zum 20. Lebensjahr aus. Dies erklärt, warum beim Kind im Rahmen einer akuten Sinusitis häufig das Siebbein betroffen ist, während es bei Erwachsenen meistens die Kieferhöhle ist.

Frage: Wo verläuft der **Tränennasenweg?**

➕ Untersuchung der Durchgängigkeit der Tränennasenwege: durch okuläre Gabe eines Farbstoffes. Wenn er in der Nase ankommt, ist ein vollständiger Verschluss ausgeschlossen.

Antwort: Die Tränenflüssigkeit, die überwiegend in der lateral gelegenen **Glandula lacrimalis** produziert wird und bei jedem Lidschlag nach medial in den inneren Lidwinkel befördert wird, verlässt das Auge jeweils über die beiden **Punctae lacrimaliae.** Die **Canaliculi lacrimales** nehmen die Flüssigkeit auf und transportieren sie über den **Saccus lacrimalis** in den **Ductus nasolacrimalis.** Der Tränennasengang zieht dann in einem knöchernen Kanal bis in den unteren Nasengang, wo der Abfluss in die Nase gewährleistet ist.

Klinik: Häufige Erkrankungen sind präsakkale und postsakkale Tränenwegsstenosen, die durch Epiphora (Tränenträufeln) oder rezidivierende Entzündungen der Tränennasenwege auffallen.

2.2 Status und Untersuchung

Frage: Erläutern Sie die Technik der **Rhinoskopie.**

Antwort: Man unterscheidet die **vordere** und **hintere Rhinoskopie** sowie die **endoskopische** Untersuchung der Nase.
- Bei der **vorderen Rhinoskopie** beurteilt man mit Hilfe des eingeführten Nasenspekulums den Nasenvorhof und die vorderen Anteile der Nasenhaupthöhle, insbesondere das Septum und die unteren und mittleren Muscheln mit den dazugehörigen Nasengängen. Je nach individueller Anatomie lassen sich auch Aussagen über die weiteren Abschnitte der Nasenhaupthöhle treffen.
- Die **hintere Rhinoskopie** ermöglicht mit einem in den Oropharynx eingeführten kleinen Spiegel Einblick in die hinteren Nasenabschnitte, den Choanalbereich. Deutlich zeigen sich der Vomer und die hinteren Enden der Muscheln.
- Die **endoskopische Untersuchung** der Nase mit starren und flexiblen Endoskopen zeigt jeweils Detailansichten des Naseninneren. Auf diese Weise können alle Abschnitte der Nase eingesehen werden.

Merke: Zur besseren Übersicht kann man die Nasenschleimhaut vor Untersuchung durch vasokonstringierende Nasentropfen zum Abschwellen bringen. Dies muss aber bei der Beurteilung der konsekutiv großen Lumina bedacht werden.

Frage: Nennen Sie eine **Einteilung der Riechstörungen.**

Antwort: Gängige Klassifikationen der Riechstörungen richten sich nach dem **zeitlichen** Verlauf (akut oder chronisch), nach der **Quantität** und **Qualität** des Riecheindrucks (Normosmie, Hyposmie, Anosmie, Hyperosmie oder Dysosmie) und nach der **Genese**. Ätiologisch unterscheidet man:
- **Obstruktiv:** Bei dieser respiratorischen Riechstörung kommt es durch Verlegung des Riechepithels zu keinem adäquaten Anfluten von Duftmolekülen (z. B. Polyposis nasi).
- **Epithelial:** Es liegt eine sensorische Störung der olfaktorischen Schleimhaut vor. Beispiele sind toxische und virale Ursachen oder Schleimhautatrophie.
- **Neural:** Der Defekt liegt im Bereich der zentralen Riechbahn: von den Filae olfactoriae über Bulbus und Tractus olfactorius bis zu den subkortikalen und kortikalen Regionen.

> **Merke:** Etwa 50 % der frontobasalen Frakturen und 10 % aller Schädeltraumen gehen mit einer posttraumatischen, neural bedingten Riechstörung einher.

Frage: Was verstehen Sie unter dem Begriff **gustatorisches Riechen**?

Antwort: Dieser Begriff beschreibt scheinbare Geschmacksempfindungen, die beim Essen vom Riechepithel durch das Erkennen von Duftmolekülen wahrgenommen werden. Es handelt sich somit um keine „gustatorische", sondern um eine „errochene" Information.

Frage: Wie untersuchen Sie die **Nasendurchgängigkeit?**

Antwort: Als einfache qualitative Methode gibt es die Möglichkeit, durch einen kleinen **Spiegel aus Metall** den Niederschlag der Atemluft oder die Bewegung einer vorgehaltenen Feder zu beobachten. Orientierende Aussagen lassen sich auch durch **einseitiges Zuhalten** eines Nasenlochs oder durch die **Rhinoskopie** gewinnen. Vollständige Verlegungen, wie z. B. bei einer Choanalatresie, können durch eine sanfte **Sondierung** ausgeschlossen werden. Quantitative und standardisierte Aussagen liefert die **aktive anteriore Rhinomanometrie.** Hier misst man den Volumenstrom, d. h. das Atemvolumen pro Zeit, den nasalen Flow, jeweils für eine Seite in Abhängigkeit des aufzubringenden Drucks. Die **akustische Rhinometrie** misst mithilfe reflektierter Schallwellen den

Querschnitt an mehreren Punkten der Nase. Mit der **optischen Rhinometrie** können ergänzende Aussagen über den Schwellungszustand der Nasenschleimhaut erhoben werden.

? Frage: Erklären Sie die Methode der **Rhinomanometrie** etwas genauer.

Antwort: Bei der aktiven anterioren Rhinomanometrie wird der **Druckunterschied** zwischen Naseneingang und Nasenrachenraum seitengetrennt im Verlauf eines kompletten Atemzuges gemessen und mit den jeweiligen durchströmenden Atemvolumen in Beziehung gesetzt. Über eine Sonde werden der Druck am Naseneingang und der jeweilige Atemstrom registriert. Eine zweite Sonde misst lediglich den Druck im dicht verschlossenen Nasenvorhof der Gegenseite, der dem Druck im Nasenrachen entspricht. Aus den gewonnenen Druckdifferenzen lassen sich die seitengetrennte Durchgängigkeit objektivieren und Aussagen darüber treffen, ab welcher Druckdifferenz der laminare Luftstrom in eine turbulente Strömung übergeht.

? Frage: Welche **Röntgenprojektionen** des Schädels liegen Ihnen hier vor? Umfahren Sie bitte die Orbita und benennen Sie die Nasennebenhöhlen.

✚ Beide Röntgenbilder haben den Nachteil, dass knöcherne Strukturen **nicht überlagerungsfrei** dargestellt werden können, deshalb wird ihnen bei entsprechender Indikation eine CT oder MRT vorgezogen.

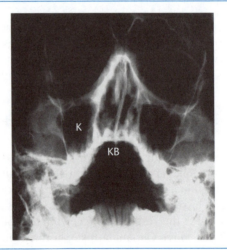

Abb. 2.4: Röntgenaufnahmen der Nasennebenhöhlen: okzipitomentale Aufnahme. S: Stirnhöhle, SZ: Siebbeinzellen, K: Kieferhöhle, KB: Keilbeinhöhle (nach [1])

Antwort: Es handelt sich um zwei Spezialaufnahmen des Schädels mit Darstellung der Nasennebenhöhlen. In der ersten Aufnahme (☞ Abb.

2.4) geht der Strahlengang bei geöffnetem Mund und überstrecktem Hals durch Hinterkopf und Oberkiefer. Diese **okzipitomentale** oder **okzipitodentale** Aufnahme dient besonders der Darstellung der Kieferhöhlen und der Keilbeinhöhle, die sich zwischen Ober- und Unterkiefer projiziert. Sie gilt als eine Standardaufnahme, da auch die übrigen Strukturen wie die Nasenpyramide und das laterale Mittelgesicht beurteilt werden können. Bei dem zweiten Röntgenbild (☞ Abb. 2.5) handelt es sich um eine **okzipitofrontalen** Aufnahme, die bei leicht nach vorne gebeugtem Kopf durchgeführt wird. Der Vorteil liegt in der besseren Beurteilbarkeit der Stirnhöhlen.

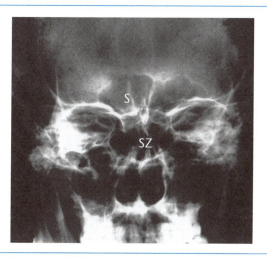

Abb. 2.5: Röntgenaufnahmen der Nasennebenhöhlen: okzipitofrontale Aufnahme. S: Stirnhöhle, SZ: Siebbeinzellen, K: Kieferhöhle, KB: Keilbeinhöhle [1]

Frage: Wo liegen die Stärken von **CT** und **MRT**?

Antwort: Diese Schnittbildtechniken zeichnen sich durch eine hochauflösende und überlagerungsfreie Darstellung der abgebildeten Strukturen aus. In der **CT** lassen sich insbesondere Knochen- und Schleimhautprozesse gut abgrenzen, während die Stärke der **MRT** in der Weichteildarstellung liegt. Bei beiden Untersuchungsmethoden können kontrastmittelanreichernde Strukturen durch die Gabe von beispielsweise Gadolinum im MRT oder jodhaltigen Röntgenkontrastmitteln noch sensitiver und spezifischer dargestellt werden.

2.3 Erkrankungen der äußeren Nase und des Gesichts

? Frage: Was ist ein **Nasenfurunkel?** Welche Behandlung schlagen Sie vor?

Antwort: Das Nasenfurunkel ist eine **Staphylokokkeninfektion** der Haarbälge am Naseneingang mit eitriger Einschmelzung und kann aus einer einfachen Follikulitis entstehen. Klinisch zeigt sich eine **schmerzhafte Rötung** und **Schwellung,** teilweise mit Fieber einhergehend. Um Komplikationen wie eine hämatogene Ausbreitung über die V. angularis und eine Sinus-cavernosus-Thrombose zu verhindern, sind strenge Bettruhe, Sprech- und Kauverbot sowie eine hochdosierte **antibiotische Abdeckung** (i.v.) indiziert.

! Merke: Eine mechanische Manipulation ist zu unterlassen, um einer septischen Streuung insbesondere ins Schädelinnere keinen Vorschub zu leisten.

? Frage: Wie entsteht ein **Gesichtserysipel?** Beschreiben Sie das klinische Erscheinungsbild!

Antwort: Ein Erysipel ist eine Hautinfektion durch **β-hämolysierende A-Streptokokken,** die sich meist infolge einer Bagatellverletzung flächenhaft in der Kutis und Subkutis ausbreitet. Es zeigt sich eine **scharf begrenzte Rötung** und Schwellung der Haut verbunden mit hohem **Fieber** und allgemeinem Krankheitsgefühl. Im weiteren Verlauf kann es zu Komplikationen mit Blasenbildung, Einblutungen und Nekrosen kommen. Die Therapie besteht in der Gabe von **Antibiotika** (Penicillin); lokal lindern feuchte, desinfizierende Umschläge die Beschwerden.

? Frage: Definieren Sie kurz **Furunkel, Karbunkel, Abszess** und **Empyem.**

✚ „Ubi pus, ibi evacua!" – Wo Eiter ist, dort entleere ihn!

Antwort: Klinisch äußern sich diese vier **bakteriell** bedingten Krankheitsbilder in unterschiedlichem Maße durch die Kardinalsymptome einer Entzündung: Rubor, Calor, Tumor, Dolor und Functio laesa. Ein **Furunkel** ist eine akut eitrige Entzündung eines Haarbalges und seiner Talgdrüse. Durch die Einschmelzung mehrerer Furunkel entsteht ein **Karbunkel.** Ein **Abszess** beschreibt einen durch Gewebszerfall entstandenen, mit Eiter gefüllten Hohlraum. Das **Empyem** dagegen ist eine Eiteransammlung in einer präformierten Höhle. Therapie der Wahl ist die chirurgische Entlastung der Prozesse, ggf. unter antibiotischer Abdeckung.

Frage: Nennen Sie einige Beispiele für benigne und maligne Tumoren der **äußeren Nase!**

Antwort: Zu den **gutartige Tumoren** der äußeren Nase zählen z.B. Nävi, Hämangiome oder das Rhinophym. Daneben gibt es noch **Präkanzerosen** wie z.B. aktinische Keratose, Morbus Bowen, Lentigo maligna oder Keratoakanthom. **Maligne Neoplasien** im Bereich der **äußeren Nase** sind:
- **Basaliom:** häufigster bösartiger Tumor der äußeren Nase; semimaligne, da es trotz lokaler Invasivität nicht metastasiert.
- **Spinaliom:** Plattenepithelkarzinome, die im Stratum spinosum entstehen.
- **Malignes Melanom:** geht aus Melanozyten hervor.

Frage: Was ist ein **Rhinophym?**

Antwort: Es handelt sich um eine **überschießende Proliferation** und **Hyperplasie** der **Talgdrüsen** unter Ausbildung einer eindrucksvoll knollenartig aufgetriebenen Nase (☞ Abb. 2.6 im Farbteil). Initial bilden sich große Poren, später entwickeln sich daraus multilokuläre Tumoren im Bereich der knorpeligen Nase. Meist sind ältere Männer betroffen. Die eigentliche Ätiologie ist unklar, es werden aber ein Zusammenhang mit Rosazea und eine Förderung des Krankheitsprozesses durch Alkohol, Vitaminmangel, Kälte- und Hitzeexposition diskutiert. Die Behandlung besteht in einer kosmetischen Operation durch eine scharfe, **schichtweise Abtragung** der knollig gewucherten Hautveränderungen.

Frage: Kennen Sie die **Blow-out-Fraktur?**

Antwort: Eine Blow-out-Fraktur ist eine **laterale Mittelgesichtsfraktur,** bei der speziell nach einem stumpfen Trauma isoliert die **mediale Orbitawand** und/oder der **knöcherne Orbitaboden** frakturiert. Kommt es zu einer Fraktur des Orbitabodens, können Orbitafettgewebe und sogar Augenmuskeln in die Kieferhöhle absinken und eingeklemmt werden. Dies führt zu einer Dislokation des Bulbus und dem Auftreten von **Doppelbildern. Bewegungseinschränkungen** des Bulbus sind häufig, besonders beim Blick nach oben durch Einklemmung des M. rectus inferior. Ein Einbruch durch die mediale Orbitawand führt zu einem Prolaps von Orbitainhalt in die Siebbeinzellregion. Eine **Sensibilitätsstörung** der Haut unterhalb des Auges gibt einen Hinweis auf eine Läsion des N. infraorbitalis. Sehr selten kann es zu einer schwellungsbedingten

Schädigung des N. opticus kommen. Diese äußert sich durch eine progrediente **Sehverschlechterung** im zeitlichen Intervall. Die **operative Therapie** besteht in der Reposition des Prolaps und Rekonstruktion der Orbita.

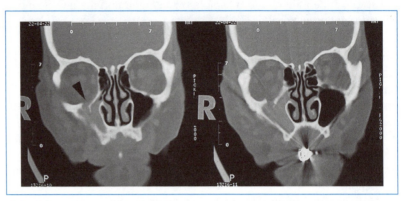

Abb. 2.7: Blow-out-Fraktur [2]

? Frage: Welche weiteren Strukturen können bei einer **lateralen Mittelgesichtsfraktur** betroffen sein? Wie sieht die Therapie aus?

Antwort: Neben der **Orbita** können bei lateralen Mittelgesichtsfrakturen das **Jochbein** und die **Kieferhöhle** betroffen sein. Bei ausgedehnten Verletzungen kann auch das **zentrale Mittelgesicht** bzw. die **Schädelbasis** involviert sein. Eine Therapie der lateralen Mittelgesichtsfraktur ist nur bei klinischen Beschwerden indiziert. Dislozierte Frakturen bedürfen der Reposition und Fixierung.

? Frage: Nennen Sie typische Symptome der **Jochbeinimpressionsfraktur!**

Antwort: Jochbein- und Jochbogenfrakturen gehören zu den häufigsten lateralen Mittelgesichtsfrakturen und können mit folgenden Symptomen einhergehen:
- eingefallene Wange mit Stufenbildung am lateralen, unteren Orbitarand
- Monokelhämatom
- Hyposphagma
- Doppelbilder durch Blulbusverlagerung und Motilitätsstörungen
- Epistaxis
- Kieferklemme
- Parästhesien, besonders im Bereich des N. infraorbitalis

Sichere Frakturzeichen sind Dislokation und Diastasenbildung des Jochbeinkörpers, eine abnorme Beweglichkeit mit Krepitationen und der Frakturnachweis durch die Bildgebung.

> **Frage:** Für welche Art von **Bildgebung** würden Sie sich im Fall einer vermuteten **Jochbeinimpressionsfraktur** bei der Diagnostik entscheiden?

Antwort: Im Falle einer reinen Dislokation des Jochbogens ist die sog. **Korbhenkelaufnahme** völlig ausreichend. Es handelt sich um eine Röntgenaufnahme des Jochbeins im axialen Strahlengang. Vermutet man zusätzliche Frakturen wie eine Beteiligung der Kieferhöhle, sollte zur ersten Übersicht eine **Röntgenaufnahme der Nasennebenhöhlen** im Strahlengang p.a. durchgeführt werden. Zur genaueren Betrachtung von knöchernen Kontinuitätsunterbrechungen, Sprengung von Suturen und dislozierten Fragmenten empfiehlt sich aber die Durchführung einer **CT** in koronarer Schichtung.

> **Frage:** Kennen Sie weitere **Klassifikationen** der Schädelfrakturen?

Antwort: Die Frakturverläufe der **zentralen Mittelgesichtsfrakturen** werden nach **Le Fort** und frontobasale Frakturen nach Escher eingeteilt. Bei der Einteilung nach Le Fort unterscheidet man drei Typen:
- **Le Fort I:** maxillare Querfraktur mit Abriss des Alveolarkamms
- **Le Fort II:** Pyramidenfraktur der Maxilla unter Einbeziehung von Nasennebenhöhlen, Orbitaboden und Tränenwegen
- **Le Fort III:** ausgedehnte Mittelgesichtsfraktur mit Abriss von der Rhinobasis und Frakturen in den meisten Nasennebenhöhlen und der Orbita

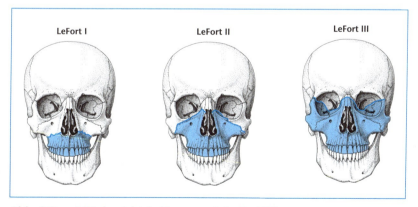

Abb. 2.8: Mittelgesichtsfrakturen nach Le Fort [2]

Vordere Schädelbasisfrakturen (frontobasale Frakturen) werden nach **Escher** in **hohe (I), mittlere (II), tiefe (III)** und **lateroorbitale (IV)** Frakturen untergliedert. Besonders bei Escher-III-Frakturen gibt es Überschneidungen mit Le Fort III.

Die Diagnose einer Fraktur wird meist über eine hochauflösende **CT** in zwei Ebenen gestellt. Im Gegensatz zur nicht dislozierten lateralen Mittelgesichtsfraktur bedarf jede Frontobasisfraktur einer operativen Therapie. Je nach vitaler Indikation kann die Rekonstruktion sofort, zeitnah oder im Intervall erfolgen.

> **Merke:** Die **Frontobasis** ist Teil der vorderen Schädelbasis. Neben der dünnen Lamina cribrosa umfasst sie das Dach der Nasenhaupthöhle, Siebbein- und Keilbeinhöhlendach, die hintere Wand der Stirnhöhle und das Dach der Orbita.

> **Frage:** Warum sprechen Sie sich dafür aus, dass jede **Frontobasisfraktur** einer operativen Therapie zugeführt werden muss?

Antwort: Eine nicht versorgte Fraktur der Frontobasis hinterlässt durch die durchgängige bzw. sich bei Bagatelltraumen wieder öffnende Verbindung zwischen Nase und Endokranium die erhöhte Gefahr einer **foudroyanten Meningitis** oder **permanenten Rhinoliquorrhö.**

> **Frage:** Warum fordern Sie nach ausgedehnter Frontobasisoperation, ein **Schnäuzverbot** einzuhalten?

Antwort: Forciertes Schnäuzen führt zu einer Drucksteigerung in den oberen Atemwegen. Bei frontobasalen Frakturen kann durch diese Drucksteigerung eine **Keimverschleppung** provoziert und damit die Gefahr einer Meningitis erhöht werden. Auch eine Orbitaaffektion oder ein **Emphysem,** das sich durch Knistern der Haut bemerkbar macht, kann dadurch ausgelöst werden.

> **Fallbeispiel:** Sie werden nachts telefonisch zu einem polytraumatisierten Patienten gerufen. Ihnen wird lediglich gesagt, es handle sich um einen verunfallten Fahrradfahrer, der im „ganzen Gesicht" bluten würde. In dem bereits durchgeführten Notfall-CT des Schädels sei „Luft im Gehirn" festgestellt worden. Was leiten Sie von diesen Aussagen ab? Auf was machen Sie sich gefasst?

Antwort: Ein stattgehabter Lufteintritt in das Endokranium **(Pneumenzephalon)** lenkt den Verdacht auf eine Schädelbasisfraktur. Ein

Pneumenzephalon, aber auch Lufteintritt in die Orbita, gelten als indirekte Zeichen einer Fraktur und werden am besten über eine CT nachgewiesen. Klinisch ist zu achten auf:
- Monokel-/Brillenhämatom
- Augensymptomatik (Visusverlust, Doppelbilder, Pupillenreaktion, Augenmotiliät)
- Anosmie (Riechtest)
- Rhinoliquorrhö
- Hirnprolaps in die Nasenhaupthöhle

2.4 Erkrankungen der inneren Nase und der Nasennebenhöhle

Frage: Wie äußert sich eine **akute Rhinitis?** Mit welchen Komplikationen müssen Sie rechnen?

Antwort: Die akute Rhinitis ist eine Viruserkrankung, die meist durch **Rhino-** und **Koronaviren,** aber auch Adeno- und Influenzaviren ausgelöst wird. Man unterscheidet folgende Stadien:
- **trockenes Vorstadium** mit Abgeschlagenheit, Kopfschmerzen, Gliederschmerzen
- **katarrhalisches Stadium** mit starker, wässriger Sekretion aus der Nase, Schleimhautschwellung und Nasenatmungsbehinderung, verbunden mit Kopfschmerz

Die mukoziliare Clearance ist durch die virale Schädigung eingeschränkt. Daher kommt es häufig zu einer **bakteriellen Superinfektion** mit Ausbildung eines zähen eitrigen Sekrets. Gerade nach einer bakteriellen Superinfektion kann sich die Entzündungsreaktion auch auf benachbarte Strukturen ausbreiten. Häufig finden sich:
- **Sinusitis** durch Obstruktion der Nasennebenhöhlenostien
- absteigende **Pharyngitis** mit Gefahr der Laryngitis
- **akute Mittelohrentzündung** durch Keimverschleppung über die Tuba auditiva

Merke: Bei forciertem Schnäuzen/Valsalva ist eine Bakterienverschleppung aus dem nasalen und nasopharyngealen Raum über die Tuba auditiva möglich.

Fallbeispiel: Ein Patient klagt über eine ständig behinderte Nasenatmung. Besonders schlimm sei es im Frühjahr, wenn die Gräser blühen. Wie lautet Ihre Verdachtsdiagnose? Welche differentialdiagnostischen Überlegungen müssen Sie anstellen?

Antwort: Der Patient leidet wahrscheinlich unter einer saisonalen allergischen Rhinitis. Im Vordergrund stehen nasale Symptome. **Differentialdiagnostisch** sollten bei einer behinderten Nasenatmung Obstruktionen durch Septumdeviation, Polyposis nasi, Fremdkörper und sonstige Raumforderungen oder Malignome der Nase, Nasopharynxtumoren, bei Kindern besonders adenoide Hyperplasien und allgemein akute bzw. chronische Entzündungen der Nasenhaupthöhle und der angrenzenden Nasennebenhöhlen ausgeschlossen werden.

? Frage: Gehen Sie etwas näher auf die **allergische Rhinitis** ein!

Antwort: Es handelt sich um eine **IgE-vermittelte** Sofortreaktion des Typ I nach Coombs und Gell. Je nach Allergenexposition bzw. -präsenz unterscheidet man die **saisonale** allergische Rhinitis (z. B. durch Pollen) von der **perennialen** allergischen Rhinitis (z. B. durch Hausstaubmilben, Nahrungsmittelallergene). Kardinalsymptome sind:
- Juckreiz in der Nase, Niesattacken, Augentränen (Rhinokonjunktivitis)
- erhebliche wässrige Sekretion aus der Nase
- Behinderung der Nasenatmung durch Nasenschleimhautschwellung
- Hyposmie bis Anosmie

Allergenabhängig kommt es zu verdickten, livid gefärbten Nasenmuscheln. Die Endoskopie wird durch wässrigen bis glasigen Schleim erschwert. Anzuschließen an die umfassende **Allergieanamnese** und die **klinische Untersuchung** ist die Durchführung diagnostischer **Testverfahren**, die auf eine bestehende Sensibilisierung des Immunsystems hinweisen:
- **Hauttest:** Am häufigsten wird der Haut-Pricktest zum Nachweis von spezifischen Antikörpern in der Haut verwendet.
- **serologischer Test:** Antikörper (IgE) werden unspezifisch (RIST = Radio-Immuno-Sorbent-Test) und spezifisch (RAST = Radio-Allergo-Sorbent-Test oder ELISA = Enzyme-Linked-Immuno-Sorbent-Assay) im Blut nachgewiesen.
- **Provokationstest:** Das vermutete Allergen wird nasal appliziert und mittels rhinomanometrischer Dokumentation unter klinischen Bedingungen evaluiert.

? Frage: Schildern Sie die **allgemeine Therapie** der allergischen Rhinitis.

Antwort: Angestrebt wird eine **Allergenkarenz.** Da diese kausale Therapie nicht immer durchführbar ist, werden die Betroffenen häufig mit **Medikamenten** symptomatisch behandelt. Alternativ steht eine kausal ausgerichtete spezifische Immuntherapie in Form der subkutanen oder sublingualen **Hyposensibilisierung** zur Verfügung. Hierbei wird der Körper durch ansteigende Dosen an das Allergen gewöhnt.

> **Frage:** Welche Möglichkeiten gibt es bei der **medikamentösen Therapie** der allergischen Rhinitis?

Antwort: Zur Verfügung stehen topische und/oder systemisch eingesetzte Medikamente. Diese lindern die Symptome und wirken prophylaktisch:

- **Systemische Antihistaminika** (z.B. Desloratadin) lindern durch Hemmung der Histaminwirkung die allergischen Symptome. H_1-Antagonisten der ersten Generation (z.B. Clemastin) wirken deutlich sedierend.
- **Lokale Antihistaminika** (z.B. Azelastin) sind sehr wirkungsvolle topische Alternativen zu systemisch wirkenden H_1-Antagonisten.
- **Lokale Steroide** (z.B. Beclometason) wirken stark antiinflammatorisch. Systemische Nebenwirkungen sind vernachlässigbar. Lokal kann es durch Schleimhautatrophie zu Austrocknung und gehäufter Epistaxis kommen.
- **Systemische Steroide** (z.B. Prednisolon) werden als Stoßtherapie für kurze Zeit eingesetzt.
- **Mastzellstabilisatoren** (z.B. Cromoglicinsäure) sind schwach antiinflammatorisch wirksam.
- **α-Sympathomimetika** (z.B. Xylometazolin) werden für kurze Zeit zur Schleimhautkongestion verabreicht.
- **Anticholinergika** (z.B. Ipratropiumbromid) wirken anticholinerg gegen Nasensekretion.

> ✚ Prävalenz der allergischen Rhinitis: ca. 20% mit steigender Tendenz

> **Frage:** Fassen Sie kurz Ursachen und Symptome einer **chronischen Rhinitis** zusammen.

Antwort: Patienten mit chronischer Rhinitis klagen über eine **Nasenatmungsbehinderung** mit meist **dickflüssigem Sekret.** Endonasal findet sich eine verdickte, granulierende Schleimhaut. Die Ursachen sind in der Regel **anatomischen Ursprungs,** z.B. Septumdeviation, Nasenatmungsbehinderung durch Adenoide, Tumoren oder Fremdkörper. Auch eine chronische Exposition mit **physikalischen** und **chemischen** Noxen kann zu Schleimhautschäden und den Zeichen einer chronischen Rhinitis führen. Die häufigsten chronischen Rhinitiden sind Reaktionen auf diese unspezifischen Noxen und Faktoren. Klar abzugrenzen sind spezifische Formen der Rhinitis, deren Auftreten durch das Vorhandensein einer spezifischen Allgemeinerkrankung determiniert ist.

> ✚ Kausale Therapie der Grunderkrankung (Noxenkarenz, operative Begradigung eines vorhandenen Septumschiefstandes etc.).

? **Frage:** Suchen Sie sich einige spezifische Formen der **chronischen Rhinitis** aus und schildern Sie Ursachen, Befund und Behandlungsstrategie.

> ➕ Aktinomyzeten sind Bakterien!

Antwort: Im Rahmen verschiedener Allgemeinerkrankungen kommt fast pathognomonisch zu spezifischen chronischen Rhinitis. Ursächlich unterscheidet man:

- **Tuberkulose:** Die Primärinfektion mit Ausbildung des Primärkomplexes in der Nase erfolgt etwa 6 Wochen nach Infektion mit Mykobakterien. Typisch sind **schmierige Ulzerationen** der Schleimhaut. Zeichen der postprimären Infektion sind **grau-rote nekrotisierende Granulationen** (Lupus vulgaris), die Knorpel und Knochen zerstören können. Die Behandlung erfolgt systemisch mit Tuberkulostatika.
- **Sarkoidose:** Häufig tritt die Erstmanifestation an der Nase durch **gelbliche, submuköse Knötchen** auf. Bei fortschreitender Granulombildung der äußeren Nase spricht man von **Lupus pernio.** Die Behandlung erfolgt stadienangepasst durch Kortikosteroide.
- **Syphilis:** Besonders im Tertiärstadium der Syphilis kommt es zur Ausbildung von **gummösen Infiltrationen** und fortschreitender **Gewebedestruktion** in der Nase. Die Therapie erfolgt systemisch mit Penicillin. Bei eingetretenen knöchernen Destruktionen kann eine chirurgische Rekonstruktion (Rhinoplastik) indiziert sein.
- **Aktinomykose** (Actinomyces israelii): Besonders bei Immunschwäche kommt es zu **brettharten Infiltraten** der Nasenhaut und -schleimhaut sowie Destruktionen der umgebenden Strukturen. Antibiotikum der Wahl ist ein Aminopenicillin.

? **Frage:** Was ist die **Rhinitis vasomotorica** und wie behandelt man sie?

Antwort: Die Rhinitis vasomotorica ist eine chronische Rhinitis mit den anfallsartig auftretenden Symptomen **Hypersekretion, Niesreiz** und seitenwechselnder **Nasenatmungsbehinderung.** Sie ist nicht allergisch bedingt, sondern man vermutet eine **vegetative Dysregulation** des autonomen Nervensystems. Auslöser dieser Rhinitis sind unspezifische Reize wie Kälte, Rauch, Staub, Alkohol sowie unspezifische psychogene Stressfaktoren. Behandelt wird die Erkrankung mit Antihistaminika, lokaler Kortisonapplikation und NaCl-Nasenspülungen. Bei stark hyperplastischen Nasenmuscheln ist eine operative Korrektur zu erwägen.

? **Frage:** Beschreiben Sie die Symptomatik einer **atrophischen Rhinitis.** Sagt Ihnen in diesem den Begriff **Ozaena** etwas?

Antwort: Es handelt sich um eine **atrophische Rhinitis,** die durch eine **extreme Trockenheit** der Nase geprägt ist. Es zeigt sich eine borkigkrustige, atrophierte Schleimhaut. Durch eine Mitbeteiligung der Riechspalte kommt es zur Anosmie. Ätiologisch sieht man die Rhinitis atrophicans meist nach Missbrauch von Nasentropfen, nach ausgedehnten Naseoperationen und nach Bestrahlungen. Eine familiäre Häufung mit Bevorzugung des weiblichen Geschlechts ist beschrieben. Die **Ozaena** oder **Rhinitis atrophicans cum foetore** ist eine Sonderform der atrophischen Rhinitis. Hier kommt es zu einer hochgradigen Schleimhautatrophie und Ausbildung von grünlich-gelben, ekelhaft riechenden Borken, was einer sozialen Isolation Vorschub leistet. Therapeutisch empfehlen sich häufige Nasenspülungen, Salbentamponaden und Inhalationen. Eine operative Verkleinerung des endonasalen Volumens soll die Austrocknung der Schleimhaut minimieren.

Frage: Was stellen Sie sich unter **Privinismus** vor?

Antwort: Der Begriff Privinismus wird von Privin®, einem schleimhautabschwellenden Medikament, abgeleitet und beschreibt eine **suchtartige Tachyphylaxie.** Durch die ständige Anwendung von vasokonstriktiven Pharmaka wie α-Sympathomimetika (z.B. Naphazolin, Xylometazolin) kommt es zunehmend zu einer **reaktiven Schwellung der Nasenschleimhaut,** die den Patienten immer wieder zu einer erneuten Applikation zwingt. Zusätzlich lösen α-Sympathomimetika bereits nach Tagen Zilienschäden und eine Atrophie der Schleimhaut aus. Nasensprays mit α-sympathomimischer Wirkung sollten daher nicht länger als 10 Tage angewendet werden, um diesem Mechanismus vorzubeugen.

Frage: Wie diagnostizieren Sie eine **Rhinoliquorrhö?** Besteht grundsätzlich Handlungsbedarf?

Antwort: Eine Rhinoliquorrhö wird durch Abtropfen von klarer, wässriger Flüssigkeit aus der Nase auffällig. Es gibt verschiedene Nachweismethoden. Ein sehr spezifischer Test ist der Nachweis von nur im Liquor vorhandenem β_2-**Transferrin** mittels Immunelektrophorese. Bedeutend einfacher, aber auch ungenauer ist ein **Glukosenachweis** mit Glukoseteststreifen, denn Liquor ist im Vergleich zu normalem Nasensekret stark zuckerhaltig (35–70 mg%). Schließlich kann man auch **Farbstoffe** wie Fluorescein oder radioaktive Isotope in den Liquorraum einbringen und einen Duraeinriss gezielt darstellen. Durch Vorneigen des Kopfes, leichtes Pressen und Kompression der Venae jugulares internae lässt sich ein fraglicher Liquorabfluss provozieren. Eine gesicherte Rhinoliquorrhö muss in jedem Fall sorgfältig abgeklärt und therapiert werden. Die häufigste Ursache einer Rhinoliquorrhö ist die dehiszente frontobasale Fraktur, die immer der operativen Rekonstruktion und Deckung bedarf, um weiteren Liquorverlust, Dislokation von Fragmenten und insbesondere eine Meningitis oder eine Osteomyelitis durch aszendierende Infektionen zu vermeiden.

? Frage: Was ist eine **Nasenseptumdeviation?** Wie macht sie sich bemerkbar?

Antwort: Eine Septumdeviation beschreibt eine **Verbiegung** der planen und medianen **Nasenscheidewand.** Bei fast jedem Menschen finden sich geringe bis starke Abweichungen und Krümmungen des Septums. Ursächlich kann eine kongenitale, traumatische oder wachstumsbedingte Deviation vorliegen. Besonders eindrucksvoll zeigen sich traumatisch erworbene **Subluxationen** des Septums. Symptomatisch können sich Deviationen durch Nasenatmungsbehinderung, Müdigkeit, Riechstörung, Kopfschmerz oder Ausbildung rezidivierender und chronischer Sinusitiden bemerkbar machen. Bei gegebener Indikation sollten diese Symptome durch eine **operative Sanierung** (Septumplastik) therapiert werden.

? Frage: Wie äußert sich der **Morbus Wegener** an der Nase?

✚ Bei 75% der betroffenen Patienten führen Symptome aus dem HNO-Gebiet zur Diagnose des Morbus Wegener.

Antwort: Der Morbus Wegener ist eine autoimmune granulomatöse Vaskulitis. Die Beteiligung innerer Organe, besonders des Respirationstraktes und der Nieren steht im Vordergrund der Erkrankung. Primär kann die Wegener-Granulomatose durch **Gewebsnekrosen** der knorpeligen Nasenscheidewand und Ausbildung einer **Septumperforation** auffallen. Diagnostisch hinweisend ist eine Erhöhung der c-ANCA im Blut. Es sollte aber eine histologische Sicherung z. B. aus einer Probe des Defektrandes angestrebt werden.

? Frage: Nennen Sie Differentialdiagnosen einer **Septumperforation.**

Antwort: Mögliche Ursachen einer Septumperforation sind:
- **Trauma** (z. B. bei ausgedehnter Nasenbeinfraktur)
- **mechanische Manipulation** (z. B. durch Finger oder Nasenhaartrimmer)
- **iatrogen** (nach einer Nasenoperation, nach zu ehrgeiziger Koagulation einer Blutung, durch tamponadenbedingte Drucknekrosen)
- **toxisch** (Kokain und andere endonasale Reizstoffe, Medikamente)
- **Tumoren** (Karzinome, Leukämie)
- Rhinitis atrophicans
- Kollagenosen und Vaskulitiden (z. B. Morbus Wegener)
- **entzündliche Erkrankungen** (z. B. Abszess, Tuberkulose, Lues)

2.4 Erkrankungen der inneren Nase und der Nasennebenhöhle

Frage: Was sagt Ihnen der Begriff **Synechie**?

Antwort: Synechie beschreibt eine **Verwachsung** zwischen Nasenseptum und Nasenmuscheln (= septoturbinale Synechie). Als Ursachen können Traumen, Operationen und chronische Entzündungen eine Rolle spielen. Typische Beschwerden sind **Nasenatmungsbehinderung, Geruchsstörungen** und eine **rezidivierende Sinusitis.** Eine operative Durchtrennung der verwachsenen Kontaktstelle ist in Erwägung zu ziehen.

Frage: Was ist eine **Concha bullosa?** Welche Therapie schlagen Sie vor?

Antwort: Unter Concha bullosa versteht man eine **pneumatisierte mittlere Muschel.** Sie kann Anschluss an die Siebbeinzellen haben. Auf einem Röntgenbild oder einer CT erscheint sie luft- oder sekretgefüllt und meist mit ausgedünnter Knochenlamelle. Eine Therapie ist erst bei Beschwerden indiziert, z.B. bei einer aufgetretenen Behinderung der Nasenatmung oder einer Obstruktion der Ausführungsgänge mit den Folgen einer chronischen Sinusitis. Die Therapie erfolgt **operativ** durch Eröffnung der Concha bullosa unter Schonung der medialen Knochenwand und Schleimhaut. Durch Abtragung der lateralen Wand wird einerseits der ostiomeatale Eingang vergrößert, andererseits das olfaktorische Epithel der mittleren Muschel geschont.

Frage: Was versteht man unter einem „**Composite graft**"? Nennen Sie bitte eine Indikation.

Antwort: Es handelt sich um einen Begriff aus der Transplantationschirurgie. Ein Composite graft ist ein **Transplantat, das aus verschiedenen Geweben** zusammengesetzt ist. Es erfüllt damit spezielle Aufgaben, wie z.B. eine Stütz- und Pfeilerfunktion bei einer aus der Ohrmuschel entnommenen Haut-Knorpel-Insel zur rekonstruktiven Rhinoplastik.

Fallbeispiel: In Ihrem Notdienst stellt sich eine junge Familie mit einem dreijährigen Jungen vor. Das Kleinkind leidet seit einer Woche an einer **fötiden Sekretion** aus dem **Nasenloch.** Nach Aussagen der Eltern habe es „auch mal geblutet". Das Kind klagt über Schmerzen. An welche Ursache denken Sie? Wie gehen Sie weiter vor?

Antwort: Die Anamnese weist auf einen **Fremdkörper** in der Nase mit anschließender bakterieller Infektion hin. Häufig werden kleine Spielzeugteile oder Nahrungsmittel in die Nase gesteckt. Die subjektiven Symptome sind meist unspezifisch. Auffällig ist eine **reaktive Schleimhautschwellung,** die einen einseitigen chronischen Schnupfen zur Folge haben kann. Durch die bakterielle Superinfektion dieses primär vasomotischen Geschehens kommt es zu einer fötiden Sekretion. Unbehandelt kann es zu Schleimhautschäden, aber auch Einkrustungen unter Bildung von **Rhinolithen** kommen. Nach Abschwellen und lokaler, ggf. auch systemischer Betäubung sollte der Fremdkörper, der meist im unteren Nasengang steckt, baldmöglichst behutsam entfernt werden.

> **Merke:** Differentialdiagnosen der einseitigen fötiden Sekretion sind:
> - **einseitige** Sinusitis (z. B. dentogen)
> - Fremdkörper (z. B. Tamponaden, Spielzeugteile oder Nahrungsmittel)
> - benigne und maligne Tumoren der Nase und Nasennebenhöhlen, Zysten
> - Mittelohrprozess durch Fortleitung über die Ohrtrompete (z. B. Cholesteatom)
> - Choanalatresie

? Frage: Zählen Sie bitte die verschiedenen Ursachen von **Nasenbluten** auf und erläutern Sie die Behandlungsmöglichkeiten.

Antwort: Nasenbluten (Epistaxis) kann zahlreiche lokale und systemische **Ursachen** haben:

lokal	Veränderung des Septums: • Perforation • traumatisch / Manipulation • entzündlich (im Rahmen einer Rhinitis) • Sporn-/Leistenbildung (des knorpeligen/knöchernen Septums)
	Schleimhaut-/Gefäßschädigung: • Fremdkörper/Rhinolithen • traumatisch / Manipulation • Allergie • Rhinitis • Sinusitis • chemische Noxen (z. B. gewerbliche Dämpfe) • Medikamente (z. B. abschwellende Nasentropfen) • vaskuläre Malformationen
	Neubildungen: • benigne (z. B. invertiertes Papillom) • maligne (z. B. Plattenepithelkarzinom)

systemisch	Herz-/Kreislauferkrankungen: • arterielle Hypertonie • Arteriosklerose
	Infektionskrankheiten: • bakteriell (z. B. Typhus) • viral (z. B. Influenza)
	Diathesen: • Koagulopathien (z. B. Hämophilie A) • Thrombozytopenien (z. B. idiopathische) • Thrombozythopathien (z. B. Wirkung von ASS) • Vaskulopathien (z. B. Osler-Rendu-Syndrom)
	Endokrinopathien • z. B. Diabetes mellitus • z. B. Phäochromozytom
	idiopathisch

Tab. 2.1: Ursachen von Epistaxis

Bei der initialen Behandlung stehen allgemeine Maßnahmen im Vordergrund:
- Beruhigung
- aufrechter Oberkörper
- Ausspucken von retronasalem Blut und Koageln
- Kompression der Nasenflügel
- Eiskrawatte
- Lokalanästhesie und Vasokonstriktion
- Blutdruckeinstellung und i.v.-Zugang

Abhängig von der Ursache, dem Schweregrad und der Lokalisation der Blutung sind die Einlage einer **Tamponade,** die **Elektrokoagulation** der Blutungsquelle oder eine operative **Gefäßunterbindung** (A. maxillaris, A. carotis externa, Aa. ethmoidales ant. oder post.) Mittel der Wahl. Als Ultima Ratio steht die **Embolisation** des betroffenen Gefäßes nach Angiographie zur Verfügung. Bei der lokalen und systemischen Therapie sollten insbesondere die Vitalfunktionen permanent kontrolliert werden, um z. B. ein Schockgeschehen zu verhindern.

Frage: Welche Art von **Tamponade** empfiehlt sich bei idiopathischem Nasenbluten?

Antwort: Je nach Blutungslokalisation und individuellen Gegebenheiten empfehlen sich Tamponaden z. B. in Form von Salbenstreifen, durch Luft oder Flüssigkeit expandierend, vorgefertigten Schaumstofffingerlingen oder Kompressen (☞ Abb. 2.9). Prinzipiell werden zwei verschiedene Tamponaden eingebracht: häufig die **vordere,** die über die Nasenlöcher in die Nasenhaupthöhlen eingebracht wird, um hier Blutungsquellen durch Druck zu stillen und die **Bellocq-Tamponade,**

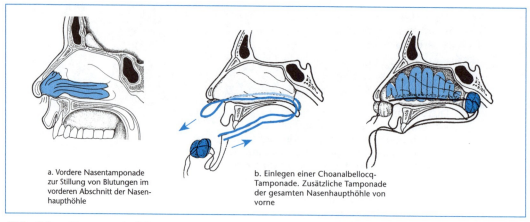

a. Vordere Nasentamponade zur Stillung von Blutungen im vorderen Abschnitt der Nasenhaupthöhle

b. Einlegen einer Choanalbellocq-Tamponade. Zusätzliche Tamponade der gesamten Nasenhaupthöhle von vorne

Abb. 2.9: Tamponade [2]

die zusätzlich zu der Tamponade der inneren Nase den Nasenrachenraum durch eingebrachte Tupfer abschließt und so einen postnasalen Blutabgang wirkungsvoll verhindert.

! **Merke:** Tamponaden sollten beidseitig appliziert werden, um einen Gegendruck zu gewährleisten und ein Ausweichen des Septums zu verhindern.

? **Frage:** Beschreiben Sie die **Einteilung** von Nasennebenhöhlenentzündungen nach dem zeitlichen Verlauf.

Antwort: Eine unkomplizierte **akute Sinusitis** führt etwa 2 Wochen lang zu Beschwerden. Eine darüber hinausgehende Entzündung wird als **subakute Sinusitis** klassifiziert. Ein Verlauf über 2 Monate wird den **chronischen Sinusitiden** zugeordnet. Die **rezidivierende akute Sinusitis** ist durch das mindestens zweimalige Auftreten pro Jahr mit einer jeweils klinischen, aber auch radiologisch sichtbaren kompletten Rückbildung der Schleimhautschwellung charakterisiert. Wenn in der CT Verschattungen der Nasennebenhöhlen persistieren, spricht man auch hier von einer **chronischen Sinusitis.**

? **Frage:** Welche allgemeinen Charakteristika sind typisch für eine **akute Sinusitis?**

Antwort: Bei der Rhinoskopie fallen neben Veränderungen einer begleitenden Rhinitis **Eiterstraßen** aus den betroffenen Nasennebenhöhlenostien auf. Auch ein starker **Schmerz** über den affektierten Nasennebenhöhlen, der sich durch Beklopfen, Husten oder beim Bücken, d.h.

2.4 Erkrankungen der inneren Nase und der Nasennebenhöhle

durch Druckerhöhung provozieren und verstärken lässt, spricht für eine Affektion der Sinus. Oft zeigen sich zusätzlich eine **Druck- und Klopfempfindlichkeit** über dem Versorgungsbereich des **N. trigeminus** und eine **Hyposmie**. Die radiologische Bildgebung (Röntgen oder CT der NNH) zeigt eine Verschattung der normalerweise lufthaltigen Nasennebenhöhlen in Form einer saumartigen Schleimhautschwellung oder einer Spiegelbildung durch Eiter.

Frage: Welches **Erregerspektrum** vermuten Sie bei einer akuten Sinusitis?

Antwort: Häufig liegt eine **bakterielle** Sinusitis vor, die sich infolge einer blanden viralen Rhinosinusitis entwickelt. Vorherrschend ist eine Mischinfektion mit **Streptococcus pneumoniae** und **Haemophilus influenzae**. Bei Kindern ist zusätzlich an eine Infektion durch **Moraxella catarrhalis** zu denken. Eine Anaerobierinfektion mit fötidem Geruch kann ein Hinweis auf eine dentogene Genese der Sinusitis sein. Andere seltene Erreger sind Staphylokokken, β-hämolysierende Streptokokken, gramnegative Bakterien und Pilze.

Frage: Was sind neben der anatomisch engen Nase weitere **prädisponierende Faktoren** einer **akuten Sinusitis**?

Antwort: Die Ausbildung einer Sinusitis kann begünstigt werden durch:
- Rhinitis mit Schleimhautschwellung
- Schädigung der mukoziliaren Clearance durch Nasentropfen
- Mukoviszidose
- Fremdkörper (besonders bei Kindern)
- Nasentamponaden
- Tumoren
- Polyposis nasi
- Choanalatresie
- Atopie mit allergisch bedingter Obstruktion
- Resistenz- und Immunschwäche
- dentogene Ursachen (Zahnwurzelerkrankungen, Gingivitis)

Frage: Welche **Komplikationen** können sich bei einer akuten Sinusitis ergeben?

Antwort: Mögliche Komplikationen einer akuten Sinusitis sind prinzipiell durch den Einbruch und die Migration des Entzündungsgeschehens in benachbarte Strukturen bedingt:
- **orbitale** Komplikationen

- **endokranielle** Komplikationen (z. B. Epiduralabszess, Subduralabszess, Hirnabszess, Sinus-cavernosus-Thrombose, Meningitis)
- **knöcherne** Komplikationen (z. B. Knochendestruktion, Osteomyelitis mit möglicher Ausbreitung via Diploeschicht über die gesamte Schädelkalotte)
- **hämatogene** Ausbreitung mit den möglichen Folgen einer Sepsis

? Frage: Bitte gehen Sie näher auf die **orbitale Komplikation** einer Sinusitis ein!

Antwort: Orbitale Komplikationen einer Sinusitis entstehen durch Migration und Ausbreitung des Entzündungsgeschehens entlang vorbestehender knöcherner Dehiszenzen nach z. B. vorangegangenen Traumen oder entlang der Gefäße:
- **Lidödem** mit äußerer Lidschwellung
- **Periostitis** mit Lidschwellung und Knochendruckschmerz durch ein Ödem des periorbitalen Weichgewebes
- **Subperiostalabszess:** Verdrängung des Bulbus, lokale Schmerzen, evtl. Fieber
- **Orbitalphlegmone:** Chemosis, starke Schmerzen bei Bewegung des Auges bis Bewegungseinschränkung des Bulbus, rasche Visusverschlechterung
- **Apex-orbitae-Syndrom:** Schädigung der Hirnnerven II–VI, Gefahr der raschen Erblindung

? Frage: Welchen Stellenwert haben Antibiotika und abschwellende Nasentropfen bei der **Therapie** einer Sinusitis?

Antwort: Je nach Schweregrad der akuten bakteriellen NNH-Entzündung ist eine **Antibiose** indiziert. Meist ist sie Krankheitsverläufen mit Fieber vorbehalten. Es bietet sich eine kalkulierte antibiotische Therapie mit Amoxicillin oder Cefaclor über 7–10 Tage an. **Abschwellende Nasentropfen** dienen der vermehrten Belüftung und Drainage und sollten neben **Inhalation** und **Spülung** der Nase mit NaCl empfohlen werden. Zusätzlich können die Applikation von **Wärme** und die Gabe von **Expektorantien** indiziert sein, um eine spontane Heilung zu unterstützen bzw. um dramatische Komplikationen einer akuten NNH-Entzündung zu verhindern.

? Frage: Nennen Sie die Symptome einer **Sinusitis sphenoidalis.**

Antwort: Bei der akuten Entzündung der Keilbeinhöhle findet sich typischerweise ein **dumpfer Kopfschmerz** mit Projektion in **Hinterkopf, Schädelmitte** und **Scheitelgegend.** Weitere Symptome sind eine behinderte Nasenatmung und eine Schmerzzunahme bei Druckerhöhung durch Schnäuzen, Bücken oder Husten. Eiterstraßen würde man hinter der oberen Nasenmuschel im Bereich des zugehörigen Ostiums erwarten. Ursachen der Sinusitis sphenoidalis sind häufig aus der Nase aufsteigende Infektionen.

> ✚ Die akute Sinusitis sphenoidalis kommt isoliert relativ selten vor.

Fallbeispiel: Eine Mutter stellt sich mit ihrem 14-jährigen Kind in Ihrer Praxis vor. Ein Auge des Kindes ist durch eine einseitige Lidschwellung völlig geschlossen. Die Schwellung ist gerötet und dolent. Ein Schmerz bei Bewegung des Augapfels beim Schauen in verschiedene Richtungen wird verneint. Die Mutter berichtet von eitrigem Schnupfen und starken Kopfschmerz seit 3 Tagen. An eine Verletzung kann sie sich nicht erinnern. Was vermuten Sie? Wie gehen Sie diagnostisch und therapeutisch vor?

Antwort: Es könnte sich um eine Komplikation einer **Sinusitis frontalis** handeln. Üblicherweise klagen die Patienten über Schmerzen zwischen den Augen im Bereich der Nasenwurzel oder temporal bis über die Stirnhöhlen ziehend. Besonders bei Kindern kommt es häufig zu orbitalen Komplikationen mit einseitiger Rötung und Schwellung von Ober- und Unterlid. Durch ein periorbitales Ödem kann auch die Beweglichkeit des Auges rasch eingeschränkt werden. Diagnostisch sollte neben einer genauen Anamnese und Erhebung des kompletten HNO-Status insbesondere eitriges Sekret im mittleren Nasengang, das für eine purulente Entzündung der nachgeschalteten Nasennebenhöhlen spricht, ausgeschlossen werden, sowie orientierend ein Finger-Blick-Folge-Test in alle vier Richtungen durchgeführt werden, um Hinweise über mögliche Bewegungseinschränkungen zu bekommen. Zum Nachweis des Entzündungsgeschehens in den Nasennebenhöhlen und ggf. der Orbita ist eine **CT** angezeigt. Ergibt sich ein Hinweis auf eine okuläre Affektion, sollte ein Augenarzt hinzugezogen werden. Abhängig vom Stadium der orbitalen Mitbeteiligung ist ein konservativer Therapieversuch mit **Antibiotika** und lokalen **Dekongestiva** gerechtfertigt. Ggf. muss das Siebbein endonasal eröffnet und unter Entnahme der Lamina papyracea zur orbitalen Abszessdrainage saniert werden.

Frage: Was wissen Sie über die **chronische Sinusitis?**

Antwort: Eine chronische Sinusitis entwickelt sich meist infolge rezidivierender Entzündungen der Nasennebenhöhlen. Typisch sind eine **lange Anamnese** mit Behinderung der Nasenatmung, schleimig-eitriges Nasensekret, Druckgefühl, Kopfschmerzen und mäßige Schmerzen in Projektion über den betreffenden Nebenhöhlen. Endonasal imponieren **polypöse Schleimhautschwellungen,** die zu einer **Hyposmie** führen können. Besonders häufig sind die Kieferhöhle und die vorderen Siebbeinzellen betroffen. Die Basis der Diagnosefindung ist neben der umfassenden Anamnese die endonasale Begutachtung der Belüftungs- und Drainagestörung und der Zustand der Schleimhaut. Die radiologische Bildgebung, vorzugsweise durch eine **CT,** ist für Diagnostik und ggf. Operationsplanung zwingend notwendig. Therapeutisch bieten sich je nach Schweregrad und Ursachen eine **konservative Behandlung** ähnlich der akuten Sinusitis oder eine **operative Sanierung** durch Erweiterung der Engstellen und Behebung der Belüftungs- und Drainagestörungen an.

? Frage: Schildern Sie die Veränderungen bei der **Polyposis nasi.**

Antwort: Bei der Polyposis nasi zeigt sich eine **ödematös-polypöse Schleimhauthyperplasie** besonders der Kieferhöhle und des Siebbeins und kann bis in die Nase vorwachsen (☞ Abb. 2.10 im Farbteil). Bei massivem Befund erstrecken sich die Polypen als grau-glasige Raumforderung sogar durch die Choanen in den Nasenrachenraum und können nach vorne in das Vestibulum nasi prolabieren. Diese Erkrankung wird überwiegend als Sonderform der **chronischen Sinusitis** angesehen. Weitere prädisponierende Faktoren sind Erkrankungen, die mit **chronischen Entzündungen** der Nasenschleimhaut und der Nasennebenhöhlen einhergehen, z.B. allergische Rhinopathie, chronische Rhinitis, Analgetikaintoleranz (ASS-Pseudoallergie) und enge anatomische Verhältnisse im Bereich der ostiomeatalen Einheit. Ähnlich wie bei der chronischen Sinusitis stehen vor allem die zunehmende **Behinderung der Nasenatmung** und eine **Einschränkung des Riechvermögens** im Vordergrund der Beschwerden. Auch Kopfschmerzen, wässrige Rhinorrhö und Rhinophonia clausa können vorliegen.

? Frage: Wie gehen Sie weiter vor?

✚ Bei Kindern treten Polypen fast nur im Zusammenhang mit Mukoviszidose auf.

Antwort: Diagnostisch sind neben der Anamnese die **endoskopische Untersuchung** und die Bildgebung durch eine **CT** zweckmäßig. Durch **kortisonhaltige Nasensprays,** ggf. auch den systemischen Einsatz von Kortikoiden und Antihistaminika, kann es zu einer Remission kommen. Abhängig von der Schwere des klinischen Bildes ist die operative endonasale **NNH-Operation** mit Sanierung der ostiomeatalen Einheit meist nicht zu vermeiden. Postoperativ sollte eine Prophylaxe mit kortisonhaltigem Nasenspray erfolgen, da es sich selbst nach sorgfältiger und ausgedehnter Operation um ein rezidivfreudiges Geschehen handelt.

! Merke: Differentialdiagnostisch sind bei der Polyposis nasi Raumforderungen durch Meningoenzephalozelen, Mukozelen und maligne Neoplasien zu berücksichtigen.

2.4 Erkrankungen der inneren Nase und der Nasennebenhöhle

Frage: Was ist ein **Choanalpolyp?**

Antwort: Es handelt sich um einen großen, langgestielten Schleimhautpolyp, der die Choane verlegt und sogar den Nasenrachenraum ausfüllen kann. Meist entwickelt er sich in der Kieferhöhle oder den hinteren Siebbeinzellen. Das Gewebe ist grau-gläsern und von weicher Konsistenz. Häufig liegt eine Schleimhautdisposition im Rahmen einer chronischen Sinusitis zugrunde. Bei den Beschwerden steht die **Behinderung der Nasenatmung** durch die permanent verstopfte Nase im Vordergrund. Zusätzlich klagen die Patienten regelmäßig über eine Rhinophonia clausa, Geruchsstörungen und Sekretabfluss in den Rachen. Die Diagnose stellt sich durch die **Rhinoskopia posterior.** Die Ausdehnung des Befundes kann durch eine CT abgeschätzt werden. Nach Ausschöpfung der konservativen Behandlungsmöglichkeiten der Polyposis nasi sollten die Polypen operativ durch eine endonasale Ausräumung entfernt und die betroffene Nasennebenhöhle saniert werden.

Merke: Differentialdiagnose des Choanalpolyp ist das **Nasenrachenfibrom,** das von harter, grobhöckriger Konsistenz ist und am Rachendach breitstielig anheftet.

Frage: Was versteht man unter dem „**sinubronchialen Syndrom**"?

Antwort: Das sinubronchiale Syndrom beschreibt eine gleichzeitige Erkrankung von **Nasennebenhöhlen** und **Bronchialsystem.** Es wird vermutet, dass eine Sinusitis insbesondere ein vorhandenes Asthma bronchiale verstärkt bzw. erst zum Ausbruch bringt. Mögliche Mechanismen sind:

- **Deszendierende Infektion:** Erregerhaltiges Sekret fließt im Sinne eines „postnasalen Drip" in den Nasenrachen und kann aerogen in das Bronchialsystem gelangen.
- **Irritation durch Mundatmung:** Durch die fehlende oder unzureichende nasale Schutzfunktion wie Filterung, Anfeuchtung und Erwärmung der eingeatmeten Luft kommt es zu einer Irritation und Belastung der unteren Atemwege.

✚ postnasaler Drip: Sekretfluss der Nase über den Nasopharynx nach kaudal

Bei Vorliegen dieser Zusammenhänge empfiehlt sich die operative Sanierung der Nasennebenhöhlen zur Fokusbeseitigung.

Frage: Wie kann es bei einer **Siebbeinfraktur** zu einem Orbitaemphysem kommen?

Antwort: Aufgrund der engen Nachbarschaftsverhältnisse kann Luft durch die Fraktur der Lamina papyracea in die Orbita eindringen und sogar zu einer Ausbreitung in die Gesichtsweichteile führen. Deshalb ist ein konsequentes Schnäuzverbot zu empfehlen, um Drucksteigerungen zu vermeiden.

Frage: Was versteht man unter einer **Mukozele**?

Antwort: Bei der Mukozele handelt es sich um eine Retention von Schleim bzw. Eiter **(Pyozele)** in Nasennebenhöhlen, die durch Verschluss oder Obliteration des betreffenden Ostiums zustande kommt. Die Ursachen können **entzündlich, traumatisch, neoplastisch** oder **postoperativ** bedingt sein. Langfristig kommt es zu einer Vergrößerung der Nasennebenhöhlen und einer druckbedingten Knochenausdünnung. Häufig ist die **Stirnhöhle** betroffen, da deren Ausführungsgang besonders eng und lang ist. Initiale Symptome sind ein dumpfer **Kopfschmerz** und lokale Beschwerden durch die Raumforderung, evtl. eine Nasenatmungsbehinderung oder orbitale Symptome. Im fortgeschrittenen Stadium imponiert eine **Vorwölbung der ausgedünnten Nebenhöhlenwand,** die bei leichtem Druck von außen federnd tastbar ist und dabei gelegentlich pergamentartig knistert. Durch die lokale Verdrängung des Bulbus nach lateral und vorne kann es zu Protusio und Auftreten von Doppelbildern kommen. Rhinoskopisch zeigen sich meist keine Besonderheiten, ggf. Zeichen früherer Traumen, Operationen oder Entzündungen (z.B. Synechien). Die definitive Diagnose stellt sich durch die **Bildgebung:** Die Nasennebenhöhle erscheint vergrößert und durch Schleim verschattet. Oft lassen sich bereits knöcherne Destruktionen darstellen.

Frage: Wie behandeln Sie eine **Mukozele**?

Antwort: Da eine Mukozele unter antibiotischem Schutz nur sehr selten durch Rekanalisierung abheilt, sollte die entstandene Raumforderung **komplett ausgeschält** werden bzw. eine **operative Abflussmöglichkeit** zur Nase durch Vergrößerung des natürlichen Ostiums geschaffen werden. Die Operation der Stirnhöhle wird endonasal, ggf. auch von außen durchgeführt.

Fallbeispiel: Ihnen stellt sich ein 53-jähriger Patient mit einem insulinpflichtigen Diabetes mellitus, Z. n. Myokardinfarkt vor 3 Jahren und Z. n. ausgedehnter frontobasaler Fraktur vor 15 Jahren vor. Seit etwa einem Jahr bemerkt der rüstig wirkende Patient eine progrediente Verdrängung des Auges nach laterokaudal. Als sehr störend und beunruhigend empfindet er die permanenten Doppelbilder. Eine B-Symptomatik, die auf eine konsumierende Erkrankung hinweisen könnte, wird verneint. Was liegt vor? Welche diagnostischen Schritte leiten Sie ein? Wie therapieren Sie?

Antwort: Insbesondere die beschriebene zurückliegende frontobasale Fraktur lässt eine **Mukozele** durch eine traumatisch bedingte Obliteration des Ausführungsganges des Sinus frontalis vermuten. Inspektorisch und palpatorisch sollten der Exophthalmus, die Symmetrie des Gesichts und insbesondere die endonasalen Verhältnisse untersucht werden. Differentialdiagnostisch sind auf diese Weise lokale Geschehen wie solitäre Raumforderungen des Orbitatrichters und entzündlich oder glaukomatös bedingte Schwellungen und Verhärtungen des Auges meist auszuschließen. Zur Bestätigung der Verdachtsdiagnose ist eine Bildgebung **(CT)** unabdingbar. Sollte sich der Verdacht auf eine mukozelenbedingte Bulbusverdrängung bestätigen, ist nach Abklärung der Narkosefähigkeit die Ausschälung der Mukozele mit Erweiterung der Abflussmöglichkeit zur Nase durchzuführen.

Frage: Welche Hauptkomplikationen ergeben sich bei einer **Keilbeinhöhlenoperation** aufgrund der anatomischen Lage?

Antwort: Die **Keilbeinhöhle** liegt tief dorsal im Nasennebenhöhlensystem und grenzt kraniodorsal an die vordere, mittlere und hintere Schädelgrube, sowie an die Sella turcica mit der Hypophyse. Die Seitenwand hat enge Beziehungen zur **A. carotis interna,** zum **Canalis opticus,** zu den **Hirnnerven III–VI** und dem **Sinus cavernosus.** In der Vorderwand der Keilbeinhöhle befindet sich das Ostium, das in den oberen Nasengang mündet. Kaudal der beiden unterschiedlich großen, meist durch das dünne Septum sphenoidale getrennten Keilbeinhöhlen sind die Choanen und der Nasenrachen. Hauptkomplikationen bei Operationen und dem per se erschwerten Zugang zu dem tiefliegenden Operationsgebiet sind **Verletzung** von **nervalen Strukturen** (insbesondere des N. opticus), fulminante Blutungen aus **großen Gefäßen** (insbesondere der A. carotis interna).

? Frage: Welcher **Zugang** ist bei einer **Keilbeinhöhlenoperation** möglich?

Antwort: Es gibt verschiedene Zugangswege. Einerseits kann die Keilbeinhöhle **transnasal** über die Nasenhaupthöhle durch Fensterung der hinteren, nasalen Wand, andererseits **transethmoidal** nach kompletter Ausräumung der Siebbeinzellen erreicht werden. Eine weitere Möglichkeit ist der **transseptale** Zugangsweg unter Eröffnung der Vorderwand einer Keilbeinhöhle. Hierbei präpariert man unter Tunnelung der Schleimhaut an der Nasenscheidewand entlang. Der **zerviko-pterygoidale** Zugang bleibt speziellen Fragestellungen, wie ausgedehnten Tumorexstirpationen vorbehalten, bei denen ein sehr breiter Zugang gewährleistet sein muss.

? Frage: Welches **Operationsverfahren** der Tränenwege ist mit dem Namen **Toti,** welches mit dem Namen **West** verbunden?

Antwort: Beide Operationen sind Verfahren zur Aufhebung einer Stenose der Tränennasenwege. Erst nach Scheitern konservativer Therapien, wie Tränenwegsmassage, abschwellende Augen- und Nasentropfen, probatorischer Antibiotikagabe bis zur Tränenwegsspülung, sollte abhängig von der Lokalisation und dem Schweregrad ein chirurgisches Vorgehen erwogen werden. Die **Operation nach West,** die sog. **Dakryozystorhinostomie,** ist eine endonasale Operation, die ohne kosmetisch störende Narben eine Verbindung zwischen Saccus lacrimalis und Nasenhaupthöhle schafft. Die **Operation nach Toti** ist bei präsakkalen Stenosen indiziert. Hier wird eine chirurgische Verbindung zwischen dem Tränenkanal und der Nase von außen geschaffen. Beim Erwachsenen liegt die häufigste Obstruktion im Übergang zwischen Saccus und Ductus nasolacrimalis.

? Frage: Kennen Sie Tumoren der **Nasenhöhle**?

Antwort: Tumoren der **inneren Nase** und der **Nasennebenhöhlen** zeigen meist wenig Symptome und bleiben lange unentdeckt. Warnsignale sind eine einseitige Nasenatmungsbehinderung, eine fötide und blutige Sekretion oder eine Mitbeteiligung der umgebenden Strukturen, z.B. Tränenträufeln, Doppelbilder, Zahnschmerzen, Kieferklemme.
- **Benigne** endonasale Raumforderungen sind sehr selten. Zu nennen sind Osteome, Hämangiome und z.T. invertiert wachsende Papillome.
- **Maligne** endonasale Tumoren sind überwiegend epitheliale Tumoren. Mit etwa 60% ist das **Plattenepithelkarzinom** am häufigsten. Das **Adenokarzinom** findet sich meist bei Holzarbeitern, da der

2.4 Erkrankungen der inneren Nase und der Nasennebenhöhle

Hartholzstaub im Bereich der mittleren Nasenmuschel (erste Aufprallstation der eingeatmeten Luft) nach Jahren zu einer Neoplasie führen kann. Wesentlich seltener kommen auch **adenoidzystische Karzinome** und Tumoren **mesenchymalen** Ursprungs vor.
- Davon abzugrenzen sind **Metastasen,** deren Primärtumor meist in der Niere, den Bronchien, der Mamma oder dem Pankreas lokalisiert ist.

Frage: Was muss beim **invertierten Nasenpapillom** beachtet werden?

Antwort: Das invertierte Papillom hat unter den benignen sinunasalen Papillomen eine Sonderstellung. Obwohl es unter Erhaltung der Basalmembran wächst, kommt es durch Epitheleinstülpungen der Lamina propria zu **lokalen Destruktionen.** Auch eine maligne Entartung zu einem Plattenepithelkarzinom tritt in etwa 5% auf. Aufgrund der lokalen Gewebezerstörung, der **hohen Rezidivrate** nach inkompletter Entfernung und der möglichen **Entartung** sollte das invertierte Papillome wie ein malignes Geschehen komplett reseziert und lebenslang nachbeobachtet werden. Diagnostisch sind der Lokalbefund und die koronare CT wegweisend.

> ✚ Ätiologisch werden humane Papillomaviren und ein Defekt des Tumorsuppressorgens p53 vermutet.

Frage: Ist ein **Stirnhöhlenosteom** in jedem Fall zu operieren?

Antwort: Osteome als benigne Tumoren der Nasennebenhöhlen betreffen vorzugsweise die Stirnhöhle und die Siebbeinzellen. Bei kleinen, klinisch asymptomatischen Osteomen kann der Befund lediglich beobachtet werden. Erst auftretende Symptome wie Spannungskopfschmerz, Verlegung der Ventilations- und Drainagewege des betroffenen Sinus oder zu befürchtende Verdrängungserscheinungen sollten durch Abfräsen des knöchernen Tumors behandelt werden.

Frage: Was wissen Sie zum **Adenokarzinom** der Nasennebenhöhlen?

Antwort: Das **Adenokarzinom** ist hinter dem Plattenepithelkarzinom das zweithäufigste unter den NNH-Karzinomen, zeigt aber eine stark erhöhte Prävalenz bei Berufsgruppen mit Kontakt zu **Holzstaub von Harthölzern.** Klinisch auffällig wird es erst spät durch:
- plötzliche, einseitige Nasenatmungsbehinderung
- blutige Rhinorrhö
- Foetor ex naso
- therapieresistente einseitige NNH-Entzündung
- Verlagerung des Auges mit Motilitäts- und Visusstörungen, Tränenträufeln, Zahnlockerungen mit Kauproblemen und Schwellung der Wange

> ✚ **Panendoskopie** umfasst die Inspektion und ggf. Probeentnahme aus Mund, Oro-, Naso- und Hypopharynx, Larynx, Trachea und Bronchialsystem sowie des Ösophagus in ITN.

Die Diagnostik umfasst eine ausführliche **Anamnese** und die komplette **HNO-Spiegeluntersuchung.** Zur Objektivierung der Ausdehnung der Raumforderung ist eine **CT** oder MRT durchzuführen. Die Verdachtsdiagnose wird durch Entnahme einer **Gewebeprobe** im Rahmen einer Panendoskopie gesichert. Therapeutisch ist die **Operation** mit postoperativer Bestrahlung das Mittel der Wahl. Aufgrund der sensiblen Umgebungsstrukturen ist insbesondere bei stark infiltrativen Tumoren auf eine kurative chirurgische Radikalität zugunsten der Erhaltung funktionell und anatomisch wichtiger Strukturen zu verzichten und alternativ eine **Radio-/Chemotherapie** zu diskutieren.

3 Mund

3.1 Grundlagen

Frage: Welche **Geschmacksqualitäten** sind Ihnen bekannt? Wo sind sie lokalisiert?

Antwort: Auf dem **Zungenkörper,** aber auch vereinzelt in der **Mundhöhle** und im Oropharynx, stehen spezifische Rezeptoren in Form von Geschmacksknospen zur Verfügung, um zwischen süß, sauer, salzig und bitter zu unterscheiden. Dabei wird **„süß"** vor allem durch die Sinneszellen der Zungenspitze wahrgenommen, **„bitter"** am Zungengrund und **„salzig"** und **„sauer"** am Zungenrand. Diese Informationen werden in den vorderen zwei Dritteln der Zunge über die Chorda tympani, im hinteren Bereich der Zunge, im Oropharynx über den N. glossopharyngeus und zum kleineren Teil über den N. vagus übermittelt. Damit zentral eine Geschmacksempfindung korrekt wahrgenommen wird, kommen zu diesen sensorischen Reizeindrücken olfaktorische, thermische, mechanische und sensible Informationen hinzu.

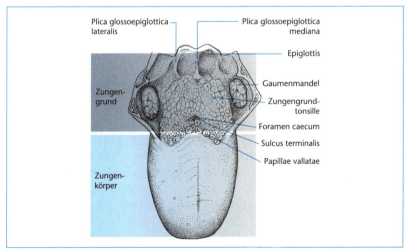

Abb. 3.1: Anatomie der Zunge [2]

Frage: Aus welchen Organen setzt sich der **Waldeyer-Rachenring** zusammen?

Antwort: Der Waldeyer-Rachenring ist eine Ansammlung von **lymphoepithelialem Gewebe** im Bereich der Mundhöhle und des Rachens. Zu ihm gehören die unpaarige **Tonsilla pharyngea** im Nasopharynx, die **Tonsillae palatinae** und **Tonsillae linguales** sowie submuköse solitäre Lymphfollikel.

Frage: Kann man sich das **tonsilläre Gewebe des Mundes** und insbesondere die Tonsillen wie große Lymphknoten vorstellen?

Antwort: Die Gaumenmandeln sind im Isthmus faucium zwischen **Mundhöhle** und **Oropharynx** zu finden. Über die große Oberfläche, hervorgerufen durch Ausbildung von Krypten, kommt es zu einem großflächigen und engen Kontakt mit Fremdantigenen aus der Mundhöhle. Diese immunologische Anregung führt zur Entwicklung der **humoralen** (B-Zellen) und **zellulären** (T-Zellen) **Immunabwehr.** In Abgrenzung zu Lymphknoten handelt es sich im engeren Sinn nicht um Lymphstationen, denn die Tonsillen besitzen keine afferenten Lymphgefäße, die systemische Abgabe von sensibilisierten Lymphozyten und klonalen Antikörper erfolgt lediglich über **efferente Lymphgefäße**. Auch eine direkte Abgabe von Lymphozyten und Antikörper in den Mund und den Aerodigestivtrakt ist möglich.

3.2 Status und Untersuchung

Frage: Wie gehen Sie bei der **Untersuchung** der **Mundhöhle** vor?

✚ Eine **Palpation** dient in der Mundhöhle zur Erfassung der Ausdehnung und Konsistenz von Raumforderungen.

Antwort: Nach Inspektion der **Lippen** erfolgt die Untersuchung der **Mundhöhle** mit Hilfe eines, ggf. auch zweier Mundspatel. Es werden die Ausführungsgänge der **Speicheldrüsen,** vor allem der Ohrspeicheldrüsen und der Submandibular- und Sublingualdrüsen, das **Gebiss** und besonders die **Schleimhaut** des Mundes auf Auffälligkeiten hin untersucht. Darüber hinaus werden die **Zungenbeschaffenheit** und ihre Beweglichkeit sowie die Symmetrie und Oberflächenbeschaffenheit der **Tonsillenregion** am Übergang zum Oropharynx überprüft.

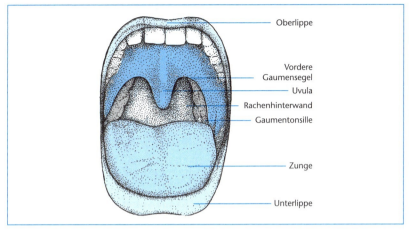

Abb. 3.2: Anatomie der Mundhöhle [2]

Frage: Wie erfolgt eine sinnvolle Diagnostik durch eine **Schmeckprüfung?**

Antwort: Zunächst sollte die Erkennungsschwelle der vier Geschmacksqualitäten süß, sauer, salzig und bitter mit **Schmeckstäbchen** oder Lösungen semiquantitativ getestet werden. Hierbei handelt es sich, wie bei der **Elektrogustometrie,** die bei Auffälligkeiten der Erkennungsschwelle durchgeführt werden kann, um subjektive Untersuchungsmethoden. Bei dieser wird über eine Applikation von definiertem Reizstrom an den Geschmacksknospen eine Reizempfindung ausgelöst und die Wahrnehmungsschwelle ermittelt. Davon abzugrenzen sind objektive, aber auch sehr viel aufwändigere Untersuchungsmethoden, wie die Ableitung **gustatorisch evozierter Rindenpotentiale.**

3.3 Erkrankungen

Frage: Nennen Sie bitte die häufigste angeborene **Missbildung** der Mundhöhle!

Antwort: Die häufigsten Missbildungen der Mundhöhle sind vertikale **Spaltbildungen** an Lippe, Gaumen und/oder Kiefer. Die Pathogenese ist noch nicht vollständig geklärt. Es handelt sich um eine Fehlentwicklung in der Embryogenese, die bei etwa 1:500 Geburten in unterschiedlicher Ausprägung zum Tragen kommt:
- kombinierte Spaltenbildung im Bereich der Uvula, des weichen und harten Gaumens, des Kiefers und der Lippe (☞ Abb. 3.3 im Farbteil)
- Spaltenbildung im harten Gaumen

- Spaltenbildung im weichen Gaumen
- submuköse Gaumenspalte
- Spaltenbildung im Bereich des Zäpfchens (Uvula bifida)

Frage: Welche Symptome können bei einer **Lippen-Kiefer-Gaumenspalte** auftreten?

+ Velopharyngeale Insuffizienz: Durch Pathologien im Bereich des Velums (im Extremfall vollständiges Fehlen des weichen Gaumens) kommt es zu einer Schlussinsuffizienz mit der pharyngealen Rachenhinterwand. Folge ist eine Rhinophonia aperta, aber auch der Austritt von Nahrung aus der Nase.

Antwort: Zu den Symptomen einer Lippen-Kiefer-Gaumenspalte zählen:
- eingeschränkte Nahrungsaufnahme, besonders Schwierigkeiten beim Saugen
- Nahrungsaustritt aus der Nase durch eine velopharyngeale Insuffizienz
- Tubenfunktionsstörung, konsekutiv rezidivierende Mittelohrentzündungen und Mittelohrschwerhörigkeit
- Sprachstörungen (Rhinophonia aperta)

Frage: Wie wird eine Lippen-Kiefer-Gaumenspalte diagnostiziert und behandelt?

Antwort: In erster Linie wird die Diagnose durch **Anamnese, Inspektion** und **Palpation** gestellt. Bei jeder Erstvorstellung von Kindern bei einem HNO-Arzt sollte durch Palpation des harten Gaumens eine **submuköse** knöcherne Spaltbildung ausgeschlossen werden. Therapeutisch werden der **operative Verschluss** der Spalte und die Behebung der damit verbundenen Komplikationen angestrebt. Es handelt sich um eine interdisziplinäre Behandlung, die je nach Ausmaß der Missbildung möglichst frühzeitig beginnen und auch eine logopädische Therapie mit einbeziehen sollte. Bereits in den ersten Lebensmonaten sollte eine Gaumen- und Trinkplatte eingebracht sowie ggf. ein Lippenverschluss herbeigeführt werden, um eine möglichst uneingeschränkte Nahrungsaufnahme zu ermöglichen.

Frage: Wodurch ist die **Gingivostomatitis herpetica** charakterisiert?

Antwort: Ätiologisch handelt es sich um die Erstmanifestation einer **Herpes-simplex-Virus**-Infektion der **Mundschleimhaut.** Hauptsächlich sind Kinder und Jugendliche betroffen. Es zeigen sich 1–4 mm große **Bläschen,** die frühzeitig rupturieren und zu fleckförmigen, schmerzhaften Schleimhautläsionen der Mundhöhle führen. Besonders im Bereich der vorderen Gaumenbögen imponieren sie als **aphthöse Läsionen.** Sie behindern schmerzbedingt die Nahrungsaufnahme und führen zu einem massiven **Foetor ex ore.** Die Gingivostomatitis herpetica geht mit einem erheblichen Krankheitsgefühl, **Fieber** und einer **zervikalen Lymphadenitis** einher. Eine spontane Abheilung ohne Narbenbildung erfolgt nach etwa einer Woche. Die reaktivierte, zweite Manifestationsform ist der Herpes simplex labialis.

Frage: An welche Erkrankung denken Sie, wenn ein Patient über multiple, schmerzhafte, weiße **Bläschen** an den Lippen berichtet, die zu **Erosionen** platzen?

Antwort: Es handelt sich wahrscheinlich um einen **Herpes simplex labialis,** der durch den Herpes-simplex-Virus Typ I ausgelöst wird. Zu einer Reaktivierung kann es durch folgende Provokationsfaktoren kommen:
- körperliche Anstrengung
- Sonneneinwirkung
- fieberhafte Infekte
- psychischer Stress
- Schwangerschaft

Frage: Wie äußert sich der **Herpes labialis** klinisch?

Antwort: Prädilektionsstelle ist die Übergangsregion von Haut zu Schleimhaut. Im Bereich der Lippen kommt es zu 1–3 mm großen, **gruppiert stehenden Bläschen,** die sich durch Jucken und Parästhesien ankündigen. Nach ihrem **Zerplatzen** heilen die schmerzhaften Effloreszenzen üblicherweise nach wenigen Tagen folgenlos ab. Da das Virus nicht aus dem Körper eliminiert werden kann, ist eine symptomatische Therapie mit **Aciclovir** als Salbe zu empfehlen.

Merke: Um ein narbenloses Abheilen der Läsionen nicht zu gefährden, sollte der Wundschorf nicht forciert entfernt werden.

Frage: Was sind **habituelle Aphthen**?

Antwort: Habituelle Aphthen sind entzündliche Veränderungen der Mundschleimhaut. Es bilden sich 2–4 mm große, rundlich-ovale, stark schmerzhafte **Schleimhautulzerationen.** Neben Traumen und Virusinfektionen gelten Vitamin- und Mineralmangelzustände, allgemeiner Stress und hormonelle Schwankungen als prädisponierende Faktoren.

Therapeutisch steht bei diesen nach etwa 1–2 Wochen abheilenden Läsionen die symptomatische, schmerzstillende Therapie im Vordergrund.

? Frage: Welche oralen Erkrankungen treten als Folge eines **geschwächten Immunsystems** auf?

> ✚ Die orale **Haarleukoplakie** wird wahrscheinlich durch das **Epstein-Barr-Virus** ausgelöst.

Antwort: Orale Erkrankungen kommen bei Immunschwäche gehäuft vor. Neben AIDS-Kranken können auch Patienten nach Strahlen- und Chemotherapie oder langer Antibiotikaeinnahme betroffen sein.
- **Candidamykose:** Der Mundsoor ist die häufigste Infektion bei AIDS-Patienten. Man findet weiße Flecken, die zu fest haftenden Membranen konfluieren und bei Entfernung bluten können. Therapeutisch steht neben einer Stabilisierung des Immunsystems die lokale Behandlung mit Antimykotika in Form von Mundspülungen, Pinselung und Lutschtabletten an erster Stelle.
- **Orale Haarleukoplakie:** Die haarähnlichen Schleimhautveränderungen ähneln den weißlichen, leicht erhabenen Mundschleimhautveränderungen einer Leukoplakie. Vor allem die laterale Zunge ist betroffen. Unter lokaler Behandlung mit Podophyllin bzw. antiviraler Therapie kommt es bei dieser reaktivierungsfreudigen Erkrankung nur zur temporären Abheilung.
- **Virale und bakterielle Infektionen:** Erkrankungen durch HSV, VZV, CMV, bakterielle Infekte und atypische Mykobakterien zeigen bei resistenzgeschwächten Patienten ein dramatischeres Erscheinungsbild und protrahiertere Verläufe.

? Frage: An welche Erkrankung denken Sie bei der Kombination **Xerophthalmie, Xerostomie** und **Speicheldrüsenvergrößerung**?

Antwort: Diese Symptomentrias ist nahezu pathognomonisch für das **Sjögren-Syndrom.** Die chronisch entzündliche Systemerkrankung ist eine **myoepitheliale Sialadenitis** mit wechselnder Ausprägung von Xerostomie und Sicca-Syndrom der Schleimhaut der oberen Luftwege, doppelseitige Parotisschwellung, Keratokonjunktivitis sicca, Rhinopharyngitis sicca, chronisch rezidivierende Gelenkentzündungen und andere Erkrankungen aus dem rheumatischen Formenkreis. Die Verdachtsdiagnose kann durch eine Speicheldrüsenbiopsie, vorzugsweise in lokaler Anästhesie aus einer kleinen Drüse der Lippen, bestätigt werden. Therapeutisch kann eine systemische Gabe von Immunsuppressiva erwogen werden. In Folge des Sicca-Syndroms führt die vollständige Mundtrockenheit zu einer **Infektneigung** der Mundschleimhaut, einem **Kariesbefall** und quälenden **Schluck-** und **Sprechproblemen.**

Frage: Nennen Sie Differentialdiagnosen zum **Mundbodenabszess.**

Antwort: Abszesse im Bereich des Mundbodens oder der Zunge entwickeln sich in der Regel nach Schleimhautverletzungen und nachfolgender Infektion oder haben eine dentogene Ursache. Differentialdiagnostisch gilt es abzugrenzen:
- Ranula
- Aktinomykosen
- Fehlbildungen wie Dermoidzysten
- Drüsenabszesse der Glandula submandibularis oder sublingualis
- Angioödem

Frage: Was ist eine **Ranula** und wie wird sie behandelt?

Antwort: Eine Ranula, das sog. Fröschleingeschwulst, ist eine **Retentionszyste,** die unter der Zunge gelegen ist und diese bei starker Füllung auch zur Seite drängen kann. Es handelt sich um eine angeborene oder traumatisch erworbene Obliteration eines der kleinen Ausführungsgänge der **Glandula sublingualis.** Klinisch imponiert sie als rot-bläuliche, indolente, flüssigkeitsgefüllte Raumforderung (☞ Abb. 3.4 im Farbteil). Sollte sich der Befund nicht spontan entleeren, oder die Raumforderung in kurzen Intervallen rezidivieren, ist die chirurgische Sanierung der Ranula indiziert. Dies kann durch eine **Exstirpation** der Ranula oder – bei schlecht entfernbarer Zyste – durch eine **Marsupialisation** herbeigeführt werden. Bei der Marsupialisation werden die Ränder der Zyste an die Oberfläche genäht, um eine bleibende Drainage und Spülung zu gewährleisten.

Frage: Welche Differentialdiagnosen sind bei einem **Ulkus** des **weichen Gaumens** zu berücksichtigen?

Antwort: Die Differentialdiagnose eines solchen Befundes ist schwierig, da akute und besonders chronisch entzündliche Erkrankungen ein neoplastisches Geschehen makroskopisch imitieren können. Daher gilt es, anamnestisch, ggf. auch durch Gewinnung einer Serologie, eines Abstriches, einer Biopsie oder durch bildgebende Maßnahmen, eine mögliche Neoplasie auszuschließen. Zu den Differentialdiagnosen eines Ulkus des weichen Gaumens zählen:
- Tuberkulose
- Plattenepithelkarzinom
- Aphthen
- Lues
- Plaut-Vincent-Angina

- Morbus Wegener
- Z. n. Trauma oder Operation

? Frage: Zu welchen Zungenveränderungen kommt es bei einer **Hypoglossusparese**?

Antwort: Der N. hypoglossus (XII. Hirnnerv) ist ein rein motorischer Nerv, der die **Zungenmuskulatur,** einen Teil der infrahyoidalen Muskulatur und den Venter anterior des M. digastricus innerviert. Eine Hypoglossusparese bewirkt eine **Zungenabweichung zur gelähmten Seite** (☞ Abb. 3.5 im Farbteil)**,** bei akuten Paresen lässt sich ein spontanes **Fibrilieren** der Zungenseite beobachten, bei chronischen Paresen eine **Atrophie** des betroffenen Muskelsystems.

? Frage: Was versteht man unter dem **Kulissenphänomen**?

Antwort: Als Kulissenphänomen bezeichnet man das seitliche Abweichen der **Uvula** und des **vorderen Gaumenbogens zur gesunden Seite** bei einer Schädigung des **N. glossopharyngeus** (IX. Hirnnerv). Es wird besonders beim Schlucken und willkürlichen Anheben des Gaumens deutlich und soll an eine zur Seite gezogene Theaterkulisse erinnern. Davon abzugrenzen ist eine Verschiebung der Rachenhinterwand. Dieses auch als **posteriores Kulissenphänomen** bezeichnete Krankheitsbild lässt eine Schädigung des **N. vagus** vermuten.

! Merke: Schädigung der Hirnnerven **IX** und **X** → Abweichung der betroffenen Strukturen (wie z. B. Gaumensegel) zur **gesunden** Seite bzw. Schädigung des Hirnnervs **XII** → Abweichung der Zunge auf zur **kranken** Seite

? Frage: Schildern Sie eine gängige **Einteilung** der **Mundhöhlenkarzinome**.

Antwort: Eine gängige Einteilung der Mundhöhlenkarzinome ist die **TNM-Klassifikation.** N- und M-Klassifikation erfolgen analog den Plattenepithelkarzinomen der Schleimhäute.

Tis	Carcinoma in situ
T1	Tumorausdehnung ≤ 2 cm
T2	Tumorausdehnung ≤ 4 cm, aber > 2 cm
T3	Tumorausdehnung > 4 cm
T4	Tumor mit Tiefeninfiltration von Nachbarstrukturen

Tab. 3.1: TNM-Klassifikation von Mundhöhlenkarzinomen

Frage: Gehen Sie bitte näher auf das **orale Plattenepithelkarzinom** ein.

Antwort: Das Plattenepithelkarzinom der Mundhöhle kommt meist an Zunge und Mundboden vor, insbesondere im Drainagebereich zwischen Alveolarkamm und Zungenrand. Die beiden wichtigsten Risikofaktoren sind übermäßiger **Alkohol-** (zytotoxisch) und **Nikotingenuss** (kanzerogen). Ein deutlich erhöhtes Risiko findet sich bei „trinkenden Rauchern". Auch mangelnde Mundhygiene kann additiv wirken. Symptomatisch wird der meist **ulzeröse Tumor** durch brennende Schmerzen, Blutungen, fötiden Mundgeruch oder Dysphagie. Eine Kieferklemme ist oft Zeichen einer Infiltration der Kaumuskulatur. Besonders bei einem submukösen, versteckten Wachstum kann eine Schwellung der Halslymphknoten durch Metastasen oder eine progrediente B-Symptomatik erstes Symptom des malignen Geschehens sein. Beweisend ist der feingewebliche Nachweis des Karzinoms. Die **Biopsie** aus dem verdächtigten Bereich sollte entweder in lokaler Anästhesie oder im Rahmen einer Panendoskopie zum Ausschluss eines Zweitkarzinoms, d. h. der Kontrolle der gesamten Schluck- und Atemwege unter Vollnarkose, durchgeführt werden.

Frage: Was fällt Ihnen zum **Zungenkarzinom** ein?

Antwort: Das Karzinom der Zunge tritt bevorzugt am Zungenrand und Zungengrund sowie im Drainagebereich zwischen Alveolarkamm und Zungenrand auf. Es zeigt häufig ein **exulzerierendes Wachstum.** Schwierig zu diagnostizieren ist ein submukös wachsendes Karzinom, das rein inspektorisch unter scheinbar regelrechtem Epithel unauffällig erscheinen kann. Deshalb ist die Palpation jedes suspekten Befundes im Bereich des Mundbodens und des Zungengrundes besonders wichtig. Typischerweise lässt sich bei einem malignen Prozess eine Aufhebung der Gewebeschichtung und lokale Verhärtung tasten. Ein histologisch gesichertes Karzinom sollte im Gesunden **exzidiert** werden, ggf. unter plastischer Rekonstruktion mit gestielten oder freien Transplantaten zur Defektdeckung. Eine **Neck-dissection** und **Nachbestrahlung**

schließt sich **TNM**-adaptiert in der Regel an. Sollten Kontraindikationen gegen eine Operation vorliegen oder wären die zu erwartenden funktionellen Defizite zu umfangreich, kann alternativ eine **strahlentherapeutische** oder **zytostatische Therapie** erfolgen.

? Frage: Wieso erfolgt bei Patienten mit malignen Tumoren im Kopf-Hals-Bereich eine **Zahnsanierung** vor **Strahlentherapie**?

Antwort: Bleiben bakterielle Herde bestehen, kann es unter radiogen bedingter Immunsupression zu einer fulminant verlaufenden systemischen Infektion und lokaler Ausbildung einer Osteomyelitis kommen.

4 Kopfspeicheldrüsen

4.1 Grundlagen

Frage: Beschreiben Sie den prinzipiellen **Aufbau** der Kopfspeicheldrüsen. Wie gelangt der Speichel in die Mundhöhle?

Antwort: Zu den Kopfspeicheldrüsen gehören drei große, paarige Speicheldrüsen: die **Glandula parotis,** die **Glandula submandibularis** und die **Glandula sublinguale** sowie mehrere hundert **kleine Speicheldrüsen** in Lippen-, Gaumen-, Rachen- und Wangenschleimhaut. Der Speichel wird in Drüsenazini produziert und gelangt über Ausführungsgänge in die Mundhöhle. Die Glandula parotis sondert über den **Stenon-Gang** vorwiegend seröses Sekret in Höhe des 2. Molaren ab. Das muköse Sekret der Glandula sublinguale und das seromuköse der Glandula submandibluris erreichen gemeinsam über den **Wharton-Gang** die Caruncula und münden sublingual neben dem Frenulum linguae (Zungenbändchen). Pro Tag gelangen etwa 600–1000 ml Speichel in Form von Ruhe- und Reizsekret in die Mundhöhle.

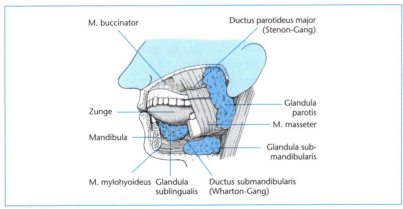

Abb. 4.1: Anatomie der Kopfspeicheldrüsen [2]

Frage: Welche Funktionen hat der **Speichel**?

Antwort: Speichel wirkt durch die enthaltenen Enzyme (vor allem Amylase) in und durch Emulgation der Nahrung an der **Verdauung** mit. Zusätzlich nehmen die Kopfspeicheldrüsen auch exkretorische Aufgaben wahr, sie wirken **antimikrobiell** und durch Befeuchtung der Mundhöhle **reinigend** und **protektiv**.

? Frage: Erläutern Sie die **sekretorische Innervation** der Kopfspeicheldrüsen.

Antwort: Die Speicheldrüsen produzieren permanent ein **Ruhesekret**. Durch überwiegend **parasympathische Stimulation** über den **N. petrosus minor** kommt es bei der Glandula parotis, Glandula submandibluris und Glandula sublingualis über die **Chorda tympani** zu einer verstärkten und qualitativ veränderten Speichelproduktion.

4.2 Status und Untersuchung

? Frage: Worauf achten Sie bei der Untersuchung der **Glandula parotis**?

Antwort: Die Untersuchung der verschiedenen Speicheldrüsen erfolgt durch **Inspektion** und bimanuelle **Palpation** der Drüsenkörper, soweit sie zugänglich sind. Abhängig von den erhobenen Befunden schließen sich **bildgebende Verfahren** wie Sonographie, Röntgen, CT oder MRT an. Die Darstellung der Gangstrukturen durch Sialographie, eine Drüsendarstellung durch Szintigraphie oder die Endoskopie der Gangsysteme spielen im klinischen Alltag eine untergeordnete Rolle. Auffälligkeiten wie Schwellungen, Konsistenzveränderungen, Rötungen, Verschieblichkeit der Drüse sind ebenso wie Veränderungen des Speichels zu beachten. Auch eine Beeinträchtigung des N. facialis, der sich im Parenchym der Glandula parotis aufzweigt, kann dem Untersucher Hinweise auf vorhandene Pathologien geben.

4.3 Erkrankungen der Kopfspeicheldrüsen

? Frage: In welcher Speicheldrüse finden sich am häufigsten **Speichelsteine** und wie äußert sich diese Sialolithiasis klinisch?

Antwort: Eine symptomatische **Sialolithiasis** findet sich fast stets in der **Glandula submandibularis.** Die deutlich erhöhte Inzidenz (80%) erklärt sich durch das hauptsächlich muköse Sekret und das aszendierende, verzweigte Gangsystem der Drüse. Das Konkrement besteht vorwiegend aus Kalziumphosphat, -carbonat und einer organischen Matrix. Meist befindet es sich im **Wharton-Gang** (Ductus submandibularis) und führt hier zu einer Gangobstruktion. Es kommt anfangs nur bei Nahrungsaufnahme zur **schmerzhaften Drüsenschwellung,** später

4.3 Erkrankungen der Kopfspeicheldrüsen

auch zu einer nahrungsunabhängigen persistierenden Verdickung und Induration.

Frage: Wie gehen Sie bei **Sialolithiasis** der Glandulae submandibularis und parotis diagnostisch und therapeutisch vor?

Antwort: Steine im Ausführungsgang können überwiegend sublingual **getastet** oder durch **Sondierung des Ganges** nachgewiesen werden. Oft gelingt der direkte Steinnachweis durch die **Sonographie,** in über 90 % lässt sich wenigstens ein prästenotisch aufgeweitetes Gangsystem darstellen. Außerdem stellen sich kalziumhaltige Steine auf der enoralen **Röntgenaufnahme** oder, bei Sitz in der Drüse, auf einer schrägen Mundbodenaufnahme dar. Eine CT oder MRT ist bei typischer Anamnese nicht indiziert. Die Sialographie (Röntgenkontrastdarstellung der Speichelgänge) ist im akut entzündeten Stadium kontraindiziert. Je nach Sitz des Speichelsteines unterscheiden sich die therapeutischen Maßnahmen:

- Steine im **vorderen Teil des Ausführungsgangs** (Wharton) können durch Ausmassieren und Bougieren der Papille entfernt werden. Alternativ ist eine Gangschlitzung von enoral unter Schonung der A. und des N. lingualis möglich.
- Steine, die im **Drüsenparenchym** lokalisiert sind, bewirken oft eine chronische Entzündungsreaktion der Glandula submandibularis. Unter diesen Umständen wird die Drüse von außen unter Schonung des Ramus marginalis mandibulae exstirpiert. Alternativ kann der Versuch einer Lithotripsie mittels Ultraschall gewählt werden.
- Steine im Gangsystem der **Glandula parotis** werden überwiegend konservativ behandelt. Nur selten stellt sich die Indikation zur steinbedingten Parotidektomie.

Frage: Geben Sie einen kurzem Überblick über **akut entzündliche Parotisschwellungen.**

Antwort: Entzündungen der Parotis werden durch **Bakterien** und **Viren** verursacht.
- **Bakeriell** bedingte Entzündungen sind meist unspezifisch ausgelöste Erkrankungen im Rahmen eines reduzierten Allgemeinzustands mit Exsikkose. Der Erreger ist meist **Staphylococcus aureus.** Oft ist die Glandula parotis einseitig betroffen und von derber Konsistenz. Neben einem allgemeinen Krankheitsgefühl mit Fieber sind die **schmerzhafte Schwellung** der Drüse und exprimierbares **eitriges Sekret** pathognomonisch. Die Behandlung besteht einerseits in der Anregung der Speichelsekretion und Behandlung der Grunderkrankung, andererseits ist eine breite antibiotische Abdeckung bzw. An-

tibiogramm-orientiert durchzuführen. Symptomatisch können durch Antiphlogistika Beschwerden gelindert werden.
- **Viral** bedingte Entzündungen werden meist durch Mumpsviren, aber auch durch Zytomegalieviren und selten Coxsackie-, Influenza- und HI-Viren ausgelöst. Es kommt zu einer **schmerzhaften Schwellung** der Drüse mit exprimierbarem, **klarem bis trübem Sekret,** verbunden mit leichtem Fieber, Kopf- und Halsschmerzen. Charakteristischerweise ist die Mündungsstelle des Ausführungsgangs gerötet. Symptomatisch werden Antiphlogistika verabreicht.

? Frage: Woran denken Sie bei einer zuerst einseitigen, dann beidseitigen schmerzhaften Schwellung der Ohrspeicheldrüsen beim Kind?

Antwort: Der häufigste virale Erreger einer akuten Entzündung der Parotis ist das Mumpsvirus bzw. **Paramyxovirus,** das eine **Parotitis epidemica** (Mumps) auslöst. Differentialdiagnostisch sind seltenere **Viren** wie das Varicella-Zoster-Virus und besonders bei Patienten mit Immunschwäche und ungenügender Flüssigkeitszufuhr **bakteriell** bedingte eitrige Entzündungen auszuschließen. Die Therapie der **Parotitis epidemica** ist symptomatisch. Es gilt, auftretende schwerwiegende Komplikationen frühzeitig zu erkennen und zu behandeln. Die Erkrankung verläuft zu etwa 40% klinisch inapparent und hinterlässt eine lebenslange Immunität.

? Frage: An welche Komplikationen denken Sie bei **Mumps?**

Antwort: An die primäre Virusinfektion der Mund- und Nasenhöhle schließt sich eine Virusvermehrung im oberen Respirationstrakt und in den regionären Lymphknoten mit einer konsekutiven Virämie an. Als Komplikation der hämatogenen Streuung nach Infektion der Speicheldrüsen kommt es relativ oft zu einer **Meningitis.** Episodisch werden **Pankreatitis, Orchitis, Meningoenzephalitis, Labyrinthitis** mit Schwerhörigkeit und Ertaubung beobachtet. Eine Schutzimpfung durch aktive Immunisierung ist generell zu empfehlen.

! Merke: Mumps ist die häufigste Ursache für die **einseitige frühkindliche Ertaubung.** Das Mumpsvirus besitzt eine besondere Affinität zur Cochlea und führt dort zu einer serösen Labyrinthitis mit konsekutiver Degeneration des Corti-Organs ohne Beteiligung des vestibulären Systems.

? Frage: Wie behandeln Sie einen Patienten mit einer **Mundtrockenheit?**

Antwort: Primär sollte die Genese der Mundtrockenheit abgeklärt werden und die betreffende Grunderkrankung behandelt werden. Neben dieser kausalen Therapie ist eine angemessene **Flüssigkeitsbilanz** die Basis einer ausreichenden Speichelproduktion. Symptomatisch kann die Speichelproduktion durch **Medikamente** (z. B. Pilocarpin) angeregt werden. In wenigen Fällen ist die Applikation von **künstlichem Speichel** zu empfehlen, um Beschwerden zu lindern.

Frage: Nennen Sie einige Ursachen einer **eitrigen Sialadenitis**!

Antwort: Zu beachtende Ursachen und prädisponierende Faktoren sind:
- Speichelsteine und obstruierende Raumforderungen
- dentogener Infekt
- Flüssigkeitsmangel und Hyposalivation
- perioperativer Flüssigkeitsmangel
- Eiweißmangel
- Schwangerschaft
- Diabetes mellitus

Merke: Bei einer vorliegenden eitrigen Sialadenitis ist insbesondere auf die Komplikation der **Abszessbildung** zu achten, die chirurgisch zu entlasten ist.

Frage: Was versteht man unter dem Begriff „**marantische Parotitis**"?

Antwort: Eine verringerte Flüssigkeitsaufnahme prädisponiert zu rezidivierenden akuten Parotitiden bzw. einer chronischen Drüsenentzündung. Die marantische Parotitis beschreibt eine **akute Parotitis** bei ausgeprägter **Dehydratation.** Infolge erhöhter Kapillarpermeabilität und ischämischen Gewebsschäden kommt es zum Austritt von Parotissekret in das umgebende Gewebe, verbunden mit einer Aktivierung von Trypsinogen zu Trypsin, mit nachfolgend autodigestiv-fermentativen Entgleisungsvorgängen und sekundär bakterieller Besiedelung.

Frage: Wie sieht Klinik und Therapie einer **chronisch-rezidivierenden Sialadenitis** aus?

Antwort: Das klinische Bild gleicht bei diesem wiederkehrendem Geschehen einer akut entzündlichen Sialadenitis. Die Schübe kommen besonders im Kindesalter vor; nach der Pubertät sistieren sie meist spontan. Die Behandlung erfolgt überwiegend symptomatisch durch erhöhte **Flüssigkeitszufuhr** und **Speichelanregung** durch Kaugummi oder Massagen, ggf. ist auch der Einsatz von **Antibiotika** notwendig. Eine Gangdilatation oder sogar eine Parotidektomie ist nur sehr zurückhaltend zu indizieren.

Frage: Kann der **Küttner-Tumor** ein malignes Geschehen darstellen?

Antwort: Ein Küttner-Tumor beschreibt eine **chronisch verhärtete Glandula submandibularis,** die im Rahmen rezidivierender Sialadeniten mit Sialolithiasis klinisch die Kennzeichen einer Neoplasie der Drüse imitiert: Es zeigt sich eine derbe, sklerotische, mäßig dolente Raumforderung mit den Zeichen einer chronisch-sklerosierenden Entzündungsreaktion ohne histologischen Anhalt auf Neoplasie oder Malignität. Die Diagnose wird sonographisch bestätigt; meist zeigt sich eine begleitende Sialolithiasis. Therapeutisch wird die Drüse unter Schonung des N. lingualis, N. hypoglossus und Ramus marginalis Nervi facialis exstirpiert.

Frage: Kennen Sie das **Heerfordt-Syndrom?**

Antwort: Beim Heerfordt-Syndrom findet man eine **epitheloidzellige Immunsialadenitis** häufig in Kombination mit einer **Hirnnervenbeteiligung** wie einer Fazialisparese. Es handelt sich um eine **akute Sarkoidose** (Morbus Boeck) der Glandula parotis. Weitere obligatorische Symptome sind **Uveitis, Mundtrockenheit** (Xerostomie), eine meist beidseitige **Schwellung** der Glandula parotis und undulierendes **Fieber.**

Frage: Was ist eine **Sialadenose?** Ist eine Antibiose empfehlenswert?

Antwort: Die Sialadenose ist eine **symmetrische,** rezidivierende, nichtentzündliche und **schmerzlose Schwellung der Speicheldrüsen.** Die Ursachenabklärung gestaltet sich schwierig, weil oft ein multifaktorielles Geschehen zugrunde liegt (hormonelle Dysregulation, internistische/ neurologische Grunderkrankung, dystrophisch-metabolische Veränderungen). Wichtig ist der **Ausschluss** einer tumor- und entzündlich bedingten Schwellung der Speicheldrüsen. Eine spezifische Therapie, wie eine Antibiose, ist bei dieser nichtentzündlichen Erkrankung nicht vorgesehen. In erster Linie muss die Grunderkrankung behandelt werden. Sollte eine Gewebereduktion aus kosmetischen Gründen gewünscht werden, kann dies durch eine laterale Parotidektomie unter Schonung des N. facialis geschehen.

4.3 Erkrankungen der Kopfspeicheldrüsen

Frage: Haben Sie eine ungefähre Vorstellung von der Häufigkeit bösartiger **Speicheldrüsentumoren?** Welche Bildgebung führt zur Diagnose?

Antwort: Der überwiegende Teil der Kopfspeicheldrüsentumoren ist in der **Glandula parotis** lokalisiert (80% aller Tumoren der Speicheldrüsen). Bei diesen ist in etwa 20% von einer Malignität auszugehen, während die sehr viel selteneren Tumore der **Glandula submandibularis** in etwa der Hälfte der Fälle bösartig sind. Insgesamt sind Tumoren der Speicheldrüsen eine **häufige Erkrankung:** 2% aller Neoplasien des Menschen gehen von den Kopfspeicheldrüsen aus. Sowohl gutartige als auch bösartige Tumoren treten am häufigsten zwischen dem 5. und 7. Lebensjahrzehnt auf. Eine in der klinischen Untersuchung festgestellte solide Raumforderung (☞ Abb. 4.2 im Farbteil) kann durch **Ultraschall** im Hinblick auf Echomuster, Echodichte, Abgrenzbarkeit und Infiltration von Nachbarstrukturen näher charakterisiert werden. Andere bildgebende Verfahren wie **CT** und **MRT** können weitere Informationen liefern.

Frage: Beschreiben Sie die Dignität des **pleomorphen Adenoms.** Was geschieht, wenn intraoperativ die Kapsel bei der Entfernung einreißt?

Antwort: Das **pleomorphe Adenom** besteht histologisch aus Mischgewebe mit verschiedenen epithelialen, myxomatösen, mukoiden, chondromatösen und hyalinen Anteilen. Betroffen sind vorwiegend Frauen im mittleren Lebensalter. Es ist ein **benigner Tumor,** der überwiegend **solitär** in der Parotis liegt, ein langsames Wachstum zeigt und **derb, prallelastisch, indolent** und **gut verschieblich** ist. Eine maligne Entartung ist in 5–8% der Fälle zu erwarten. Die Entartungsrate steigt bei Rezidiven. Sollte es intraoperativ zu einem Kapselriss kommen, besteht durch Versprengung von Tumorgewebe eine hohe Wahrscheinlichkeit für ein multizentrisches pleomorphes Adenom. Die Entfernung erfolgt deshalb in der Regel über eine **laterale Parotidektomie** unter Fazialisschonung. Ein Rezidiv nach inadäquater Tumorentfernung ist schwierig zu entfernen.

✚ Selten, aber immer auszuschließen sind multilokuläre Speicheldrüsentumore.

Frage: Nennen Sie **klinische Hinweise** auf einen **malignen Speicheldrüsentumor.**

Antwort: Neben allgemeinen Hinweisen einer konsumierenden Erkrankung wie eine **B-Symptomatik** mit ungewollter Gewichtsabnahme, Nachtschweiß und subfebrilen Temperaturen sprechen für eine Malignität:

- rasche Progredienz
- derbe, dolente Raumforderung
- eingeschränkte Verschieblichkeit
- Lymphknotenvergrößerung
- Fazialisparese
- Zeichen der Infiltration von Haut, Muskeln oder Knochen

Eindeutige Malignitätskriterien sind lokale Invasivität, hämatogene und lymphogene Metastasierung.

Merke: Bei Speicheldrüsenerkrankungen, die mit einer **Fazialisparese** einhergehen, besteht Malignomverdacht! Kommt es zu einer Tumorinfiltration des Nervs, muss dieser reseziert und einzeitig rekonstruiert werden.

Frage: Welche Eigenschaften haben **adenoidzystischen Karzinome** der Speicheldrüsen?

Antwort: Etwa 20% aller bösartigen Karzinome der Speicheldrüsen sind adenoidzystische Karzinome **(Zylindrome)**. Diese finden sich im Gegensatz zu anderen bösartigen, aber auch gutartigen Tumoren oft in den kleinen Speicheldrüsen der Mundschleimhaut (besonders weicher Gaumen und Mundboden). Sie wachsen bevorzugt **entlang von Gefäßen und Nerven.** Die Wachstumsgeschwindigkeit ist im Vergleich zu den meisten anderen Karzinomen **sehr langsam.** Trotz des klinisch vergleichsweise harmlosen Bildes sind adenoidzystische Karzinome aufgrund ihres unaufhaltsamen, makroskopisch unauffälligen, aber infiltrierenden Wachstums sehr gefürchtet. Häufig kommt es zur **lymphogenen** und **hämatogenen Metastasierung** und Ausbildung einer **Fazialisparese.** Therapie der Wahl ist die vollständige Entfernung des Tumors. Meist ist eine **totale Parotidektomie** unter Einbeziehung des N. facialis und homolateraler Neck-dissection notwendig. Eine Strahlentherapie wird im Allgemeinen nicht durchgeführt, da der Tumor **nur wenig strahlensensibel** ist. Sollte eine Resektion im Gesunden nur unter hohen funktionellen Einbußen durchführbar sein, muss besonders im Hinblick auf die langfristig schlechte Prognose auch bei radikaler Tumorentfernung über palliative Maßnahmen im Einzelfall entschieden werden.

Tumor	Eigenschaften
Mukoepidermoid-karzinome (30%)	• häufigstes Speicheldrüsenmalignom der Kindheit • 2. Altersgipfel: 50–60 LJ • Therapie: totale Parotidektomie unter Erhalt der Fazialisäste bzw. vollständige Tumorresektion im Gesunden und ipsilateraler funktioneller Neck-dissection • DD: Verwechslung mit Zyste, da teilweise zystisch-schleimige Anteile dominieren
adenoidzystische Karzinome (Zylindrome) (7,5%)	• Lokalisation: kleine Speicheldrüsen, neben restlichen Kopfspeicheldrüsen auch Zunge und Nasenrachen • langsam wachsend, gering tastbar • Infiltration von Nerven, Gefäßen und Knochen • Frühsymptom: Schmerz und Nervenausfall • Therapie: vollständige Tumorresektion im Gesunden
Adenokarzinome (15%)	• Therapie: vollständige Tumorentfernung. Je nach Differenzierung (Grading) und Ausdehnung groß-zügige Indikation bei Kombination mit Neck-dis-section.
Karzinome in pleo-morphen Adeno-men (5–8%)	• Malignitätsverdacht bei plötzlich rasch progredien-ten, bereits lange vorhandenen Raumforderungen der Speicheldrüsen • Therapie: totale Parotidektomie mit Resektion Fazi-alisäste und ipsilateraler funktioneller Neck-dissec-tion und Radiotherapie
Azinuszell-karzinome (17%)	• Therapie: totale Parotidektomie unter Erhalt der Fa-zialisäste mit ipsilateraler funktioneller Neck-dissec-tion bzw. vollständige Tumorresektion im Gesunden
epithelial-myoepitheliale Karzinome (5%)	• Lokalisation: bes. Gl. parotis • Mischtumor mit myoepithelialen und gangartigen Strukturen • Therapie: vollständige Tumorresektion im Gesunden und ggf. ipsilateraler funktioneller Neck-dissection
Plattenepithel-karzinome (< 5%)	• rasch wachsend, exulzerierend, besonders Parotis betreffend • Therapie: totale Parotidektomie mit Resektion der Fazialisäste und ipsilateraler funktioneller Neck-dissection und Radiotherapie
Speichelgangs-karzinome (0,5%)	• sehr selten, aber größte Aggressivität aller Speichel-drüsenmalignome • Perineuralscheideninfiltration, früh hämatogene und lymphogene Metastasierung
Sonstige maligne Lymphome (selten, bei Sjögren-Syndrom gehäuft möglich) Talgdrüsenkarzinom onkozytäres Karzinom nicht klassifizierbare Karzinome	

Tab. 4.1: Übersicht über maligne Tumoren der Kopfspeicheldrüsen

? **Frage:** Was ist ein **Eisbergtumor?**

Antwort: Als Eisbergtumoren werden Raumforderungen des **inneren Parotislappens** bezeichnet, die sich tief in den Parapharyngealraum ausdehnen können. So kann sich der Großteil des Volumens, ähnlich wie bei einem nur zum Teil sichtbaren Eisberg, der Inspektion und Palpation entziehen. Dies ist beim **pleomorphen Adenom** häufig zu beobachten.

? **Frage:** Kennen Sie neben dem pleomorphen Adenom andere **gutartige Parotistumore?**

✚ Die Unterscheidung der gutartigen Tumoren der Kopfspeicheldrüsen in pleomorph und monomorph basiert auf einer älteren, inzwischen kontrovers diskutierten WHO-Klassifikation.

Antwort: Neben dem pleomorphen Adenom ist das **Zystadenolymphom,** ein monomorphes Adenom der Kopfspeicheldrüsen, ein häufiger benigner Tumor. Er tritt besonders bei alten Männern und in 15 % doppelseitig am unteren Parotispol auf. Weitere seltene, gutartige Tumoren sind:
- **Basalzelladenom:** v. a. in Parotis (vergleichsweise hohe Rezidivrate)
- **kanalikuläres Adenom:** v. a. in Parotis und kleinen Speicheldrüsen der Oberlippe
- Onkozytom, Myoepitheliom, Talgdrüsenadenom, duktales Papillom, Zystadenom
- **mesenchymale Tumoren:** Hämangiom, Lymphangiom, Lipom, Neurofibrom

! **Merke:** Das Zystadenolymphom wird auch als Zystadenom oder Warthin-Tumor bezeichnet.

? **Frage:** Wissen Sie, was sich hinter dem Begriff **Frey-Syndrom** verbirgt?

Antwort: Der Begriff geht auf Lucja Frey (1889–1942) zurück und beschreibt ein **gustatorisches Schwitzen.** Bei Nahrungsaufnahme kommt es im **aurikulotemporalen** Wangenbereich zu **Hyperhidrose.** Pathogenetisch lässt sich dieses für den Patienten stigmatisierende Phänomen am ehesten durch fehlregenerierende sekretorische, parasympathische Nervenfasern erklären. Diese anastomosieren mit sympathischen Schweißdrüsen der Haut. Durch den gemeinsamen Transmitter Acetylcholin kommt es zur Fehlinnervation. Meist ist dieses Syndrom Folge von Operationen im Bereich der Ohrspeicheldrüse wie einer Parotidektomie oder es tritt im Intervall nach z. B. Kiefergelenksfraktur mit

Weichteilverletzungen auf. Neben dem bekannten Schwitzen kommt es zu **Hautrötung, Kribbeln** und **Schwellungsgefühl** bis hin zum **Hautbrennen.** Unter chirurgischen, physikalischen und pharmakologischen Therapieansätzen stellt die intrakutane Injektion von Botulinustoxin eine praktikable Therapieoption dar.

5 Pharynx und Ösophagus

5.1 Grundlagen

Frage: Aus welchen **Etagen** ist der **Pharynx** aufgebaut? Welche Histologie finden Sie hier?

Antwort: Hinter den Choanen beginnt der **Nasopharynx** (Nasenrachen, Epipharynx), der sich vom knöchernen Boden der Keilbeinhöhle bis zur Höhe des Zäpfchens erstreckt. Kaudal davon schließt sich der **Oropharynx** (Mundrachen, Mesopharynx) an, zu dem auch der Zungengrund und die Valleculae epiglotticae gehören. Die Epiglottisoberkante stellt den Übergang zum **Hypopahrynx** (Schlund, Laryngopharynx) dar. Nach vorne besteht hier eine offene Verbindung zum Kehlkopf, dessen Ringknorpelhinterfläche mit dem jeweils seitlich gelegenen Recessus piriformis den Übergang in den Ösophagus kennzeichnet. Der gesamte Pharynx ist mit **Schleimhaut** ausgekleidet: Im

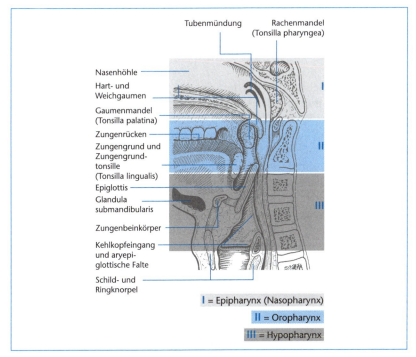

Abb. 5.1: Anatomie des Pharynx [2]

Nasopharynx findet sich **Flimmerepithel,** kaudal zeigt sich ein nicht verhornendes, mehrschichtiges **Plattenepithel.** Die Epiglottis mit ihrer lingualen und laryngealen Seite gehört zum Kehlkopf.

> **? Frage:** Welche klinische Bedeutung hat die **Rosenmüller-Grube?**

Antwort: Die spaltförmige Rosenmüller-Grube liegt im **Dach des Nasopharynx** jeweils zwischen dem Tubenwulst und der Rachenhinterwand. Diesem Gebiet kraniomedial des Ostiums der Tuba auditiva ist in der klinischen Untersuchung besondere Aufmerksamkeit zu widmen, da sich **neoplastische Prozesse** lange Zeit unbemerkt entwickeln können.

> **? Frage:** Nennen Sie die Begrenzungen des **peripharyngealen Raums.**

Antwort: Der peripharyngeale Raum gliedert sich in den **retropharyngealen Raum** und das **Spatium lateropharyngeum,** das lateral des Pharynxschlauchs von Höhe der Parotis bis in das Mediastinum zieht. Auf diesem Weg kann es zu einer Verschleppung von Infektionen und Prozesse bis in den Brustmittelraum mit der Gefahr der Mediastinitis kommen.

> **? Frage:** Wie funktioniert der **Schluckakt?**

Antwort: Der Schluckakt gliedert sich in vier Phasen, die nach der willkürlichen **Einleitungs-** oder **Vorbereitungsphase** (über N. glossopharyngeus und N. vagus) als Schluckreflex unwillkürlich ablaufen (über N. mandibularis, N. facialis, N. glossopharyngeus, N. vagus und N. hypoglossus). Nach der **oralen Transportphase** kommt es bei Berührung des Zungengrundes durch den Speisebolus in der **pharyngealen Phase** zur Anhebung des weichen Gaumens und des Kehlkopfes mit Kehldeckel- und Glottisschluss. Auf diese Weise werden Nasopharynx und Trachea verschlossen und geschützt. Die Nahrung gelangt in der **ösophagealen Phase** über den Recessus piriformis beidseits in den Ösophagus und wird peristaltisch zum Magen befördert.

Die schnellen Phasen des Schluckaktes sind bei Störungen des Schluckaktes am häufigsten betroffen, da viele Muskeln und Nerven involviert sind.

> **? Frage:** Welche **Aufgaben** hat der **Pharynx** neben dem Schluckakt?

Antwort: Neben der **Passage der Nahrung** dient der Pharynx auch dem passiven **Transport von Luft** zur Ventilation. Als Teil des oberen Ansatzrohres wirkt er als Resonanzraum und dient damit der **Lautbildung.** Lymphoepitheliale Strukturen des Nasenrachens, des Zungengrundes, der Seitenstränge, der Rachenhinterwand und die Gaumenmandeln gehören zum **immunologisch aktiven** Waldeyer-Rachenring.

5.2 Status und Untersuchung

Frage: Wie untersuchen Sie die Strukturen des **Pharynx?**

Antwort: Der Oropharynx wird hauptsächlich durch **direkte Inspektion** beurteilt. Gut zugängliche, verdächtige Strukturen sind durch **Palpation** auf pathologische Resistenzen zu untersuchen. Mit der **Spiegeluntersuchung** können der Nasopharynx im Rahmen der posterioren Rhinoskopie und der Hypopharynx im Rahmen der Laryngoskopie angesehen werden. Eine detailliertere Beurteilung wird bei transnasaler bzw. transoraler Verwendung von **Endoskopen** möglich. Zur Verfügung stehen Geradeaus-Optiken (0°), Winkel-Optiken (30–90°) und flexible Optiken. Das Lupenendoskop, Ösophagoskopierohre und das Stützlaryngoskop bleiben speziellen Fragestellungen vorbehalten.

Frage: Welche **Bildgebung** bietet sich für die Strukturen des **Pharynx** an?

Antwort: Zur Untersuchung des Pharynxbereiches bieten sich **MRT** und **CT** besonders bei der Diagnostik von Tumoren und Entzündungen an. Der **Röntgen-Breischluck** hat seinen diagnostischen Wert im Ausschluss von Divertikeln, Stenosen, Tumoren und Motilitätsstörungen des Hypopharynx und des Ösophagus. Weitere häufig angewandte bildgebende Verfahren sind der **Ultraschall** und die **Angiographie.**

Frage: Wie kann der **Würgereiz** bei der klinischen Untersuchung vermindert oder ausgeschaltet werden?

Antwort: Durch **Beruhigung** und **Konzentration** des Patienten lässt sich der störende Würge- und Schluckreflex bei der Untersuchung reduzieren. Eine **lokale Anästhesie** durch oberflächliche Pinselung oder Besprühung der Schleimhaut kann die Schutzreflexe ganz ausschalten. Zu achten ist aber auf das konsekutiv erhöhte Aspirationsrisiko. Manche Untersucher berichten auch von einem erfolgreichen Einsatz der **Akupunktur.**

5.3 Erkrankungen des Nasopharynx

? Frage: Ist eine **Rachenmandel** eine **pathologische** Raumforderung?

Antwort: Die Rachenmandel ist nur dann pathologisch, wenn es zu einer **Hyperplasie** des lymphoepithelialen Gewebes mit einer **Obstruktion** der nasalen Luftpassage oder der Tuben kommt. Typische Symptome einer **Rachenmandelhyperplasie** sind:
- Mundatmung und Facies adenoidea
- Nasenatmungsbehinderung und Rhinophonia clausa
- Tubenventilationsstörungen und Affektionen des Mittelohrs (Seromukotympanon) mit Schallleitungsschwerhörigkeit bis hin zu konsekutiver Sprachentwicklungsverzögerung
- Störung der Nahrungsaufnahme und Entwicklungsverzögerungen (adenoider Habitus)
- Schnarchen, unruhiger Schlaf und obstruktives Schlafapnoesyndrom
- Infektneigung und chronische Schwellung zervikaler Lymphknoten

Postrhinoskopisch fällt ein hyperplastisches, obstruierendes, rötliches, weiches Gewebe mit meist fünf Längsfurchen auf.

? Frage: Schildern Sie kurz das **therapeutische Vorgehen** bei Rachenmandelhyperplasie.

Antwort: Therapie der Wahl ist die **Adenotomie,** die operative Entfernung der Rachenmandel. Mit dem Beckmann-Ringmesser wird die Rachenmandel an ihrer breiten Basis entfernt. Wichtig ist die Freipräparation der Tubenwülste, ohne diese zu verletzen. Hierdurch wird die Belüftung des Mittelohrs durch die freipräparierte Tuba auditiva ver-

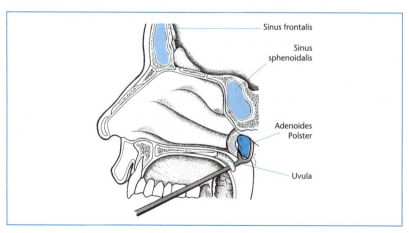

Abb. 5.2: Adenotomie mit dem Beckmann-Messer [2]

bessert. Abhängig von einer begleitenden Schallleitungsschwerhörigkeit ist eine operative Intervention am Trommelfell im selben Eingriff anzuschließen.

Frage: Was ist eine **Choanalatresie?** Muss sie behandelt werden?

Antwort: Eine Choanalatresie liegt vor, wenn die Verbindung zwischen Nasenhaupthöhle und Nasopharynx durch eine **bindegewebig-membranöse** oder **knöcherne Platte** verschlossen ist. Bei einem Neugeborenen mit beidseitigem Befund muss die Atresie wenigstens einseitig unter Einlage eines Platzhalters **operativ** versorgt werden, um Zyanose und Erstickungsgefahr zu vermindern. Bei einseitigem Befund erfolgt die Indikation nur bei schwerer Symptomatik. Zu erwartende Symptome sind Nasenatmungsbehinderung, Hyposmie bis Anosmie und chronisch eitrige Rhinitis.

Frage: Kennen Sie die **Tornwaldt-Zyste?**

Antwort: Die Tornwaldt-Zyste ist häufig ein Zufallsbefund. Unter Bildung einer **Tasche im Rachendach** (Bursa pharyngealis) kommt es zu Sekretretention und rezidivierenden Entzündungen. Die Bursitis pharyngealis kann zu einer Obstruktion des Nasenrachens führen und die Symptome einer Rachenmandelhyperplasie imitieren. Kommt es zu einer spontanen Entleerung, berichten die Patienten über stinkenden, braunen postnasalen Auswurf.

Fallbeispiel: Ein 14-Jähriger wird mit einem derben rötlichen Tumor im Nasopharynx unter der Verdachtsdiagnose einer Rachenmandelhyperplasie zur Adenotomie eingewiesen. Operieren Sie?

Antwort: Aufgrund des Alters des Patienten und des makroskopischen Befundes sollte man Zweifel hegen und für eine weitere präoperative diagnostische Abklärung des Befundes plädieren. Bei einem **knolligen, grauroten** Tumor von **glatter** Oberfläche im Nasopharynx lautet die Verdachtsdiagnose **juveniles Nasenrachenfibrom.** Feingeweblich ist die Raumforderung **gutartig** und stark **vaskularisiert** (Angiofibrom). Das juvenile Nasenrachenfibrom kommt ausschließlich bei männlichen Patienten zwischen dem **7. und 20. Lebensjahr** vor – die Rachenmandelhyperplasie dagegen hauptsächlich zwischen dem 3. und 6. Lebensjahr. Klinisch wächst dieses Angiofibrom bösartig, da es **verdrängend** und **expansiv** in die Umgebungsstrukturen (Nase, Nasennebenhöhlen, Fossa pterygopalatina, Schädelbasis, Wange, Orbita) einbricht bzw. diese verformen kann. Diese Veränderungen, wie auch die Tumorausdehnung können durch Schichtaufnahmen (MRT oder CT) bestätigt werden. Bei der digitalen Subtraktionsangiographie füllt sich der gefäßreiche Tumor mit Kontrastmittel an.

Frage: Verdeutlichen Sie bitte die **Symptome,** die der junge Patient mit dem **Nasenrachenfibrom** haben könnte.

Antwort: Auftretende Symptome sind abhängig von der individuellen Tumorausdehnung:
- progrediente Nasenatmungsbehinderung und Zeichen einer Rachenmandelhyperplasie
- Kopfschmerzen und Druckgefühl
- Rhinophonia clausa
- Tubenventilationsstörung
- Rhinosinusitis mit eitrigem Ausfluss
- rezidivierendes Nasenbluten

Frage: Welche **Therapie** schlagen Sie vor? Was halten Sie von einer **Probeexzision** zur histologischen Sicherung?

Antwort: Die Therapie ist **operativ,** da der Tumor kaum strahlensensibel ist und bei einer Bestrahlung mit radiogenen Folgeschäden wie lokalen Gewebeveränderungen oder dem Auftreten von Zweitkarzinomen bei lediglich geringer therapeutischer Konsequenz zu rechnen ist. Präoperativ sollte eine **Embolisation** des versorgenden Gefäßes durchgeführt werden, um intraoperative Blutungen und das Rezidivrisiko zu minimieren. Eine **Probeexzision** bei V. a. juveniles Nasenrachenfibrom verbietet sich aufgrund der nicht unerheblichen **Blutungsgefahr.**

Fallbeispiel: Zu Ihnen kommt ein 60-jähriger Mann, der über eine seit 3 Wochen bestehende Hörminderung klagt. Ein zurückliegender Infekt sei ihm nicht erinnerlich. Auf näheres Nachfragen gibt der Patient an, die Hörminderung beträfe nur die linke Seite, und er habe bisher weder eine Otorrhö, Schwindel oder einen Tinnitus gehabt. Bei der Ohrinspektion entdecken Sie im linken Ohr einen Mittelohrerguss – das rechte Trommelfell ist ohne pathologischen Befund. Woran denken Sie?

Antwort: Bei solch einem einseitigen Befund steht neben der Ohrinspektion und Erhebung der Anamnese die Inspektion des Nasenrachens an erster Stelle. Eine **Raumforderung im Nasopharynx** kann durch Obstruktion des Tubenostiums oder sogar Infiltration der Tuba auditiva mit konsekutiver Ventilationsstörung einen **Paukenerguss** provozieren. Von therapie- und prognoseentscheidender Bedeutung ist die

5.3 Erkrankungen des Nasopharynx

Unterscheidung in **benigne, tumorähnliche** und **maligne Raumforderungen**. Aufgrund des Patientenalters und des einseitigen Befundes muss ein malignes Geschehen primär vermutet und ausgeschlossen werden.

Frage: Welche malignen **Nasopharynx-Neoplasien** kennen Sie? Wie machen sie sich bemerkbar?

Antwort: Etwa 70% der Malignome sind **lymphoepitheliale Nasopharynxkarzinome**. Je nach Gewichtung des plattenepithelialen und lymphoepithelialen Anteils unterscheidet man drei Typen:
- **Plattenepithelkarzinome**
- lymphoepitheliale Karzinome vom **Typ Regaud**
- lymphoepitheliale Karzinome vom **Typ Schmincke** (undifferenzierter epithelialer Anteil und hoher Anteil an Lymphoblasten)

Seltenere Tumoren sind Adenokarzinome, adenoidzystische Karzinome, maligne Melanome, extramedulläre Plasmozytome, Lymphome und mesenchymale Tumoren.

Oft werden Nasopharynx-Neoplasien erst durch eine stattgehabte **Metastasierung** in die zervikalen Lymphknoten auffällig. Weitere verdächtige Symptome sind eine **einseitige Schallleitungsschwerhörigkeit** durch Tubenventilationsstörung, **Nasenatmungsbehinderung**, Epistaxis und Kopfschmerzen.

Frage: Mit welchem Virus wird der **Schmincke-Tumor** in Zusammenhang gebracht?

Antwort: **EB-Viren** scheinen eine zentrale Rolle bei der Tumorinduktion des Schmincke-Tumors zu spielen. Es ist nachgewiesen, dass dieses B-Zell-trope Virus Lymphozyten zu permanentem Wachstum stimulieren kann. Ätiologisch scheint beim Schmincke-Tumor auch eine **genetische Komponente** eine Rolle zu spielen.

> ✚ Eine gehäufte Inzidenz findet sich in Südchina und Teilen Afrikas.

Frage: Wie sieht die **Therapie** der Wahl bei Nasopharynxkarzinomen aus?

Antwort: Aufgrund der meist bereits bestehenden Infiltration der sensiblen Umgebungsstrukturen bietet sich die **primäre Strahlentherapie** des Tumors und der Lymphabflussgebiete an. Bei kleinen Tumoren kann der Versuch einer **lokalen Exzision** im Gesunden erfolgreich sein; eine Teilresektion bei größeren Raumforderungen verbessert die Prognose nicht.

5.4 Erkrankungen des Oropharynx

Fallbeispiel: Eine junge Frau stellt sich mit starken **Schluckschmerzen** und einem **Globusgefühl** über dem Kehlkopf in Ihrer Praxis vor. Sie berichtet, dass die Beschwerden direkt nach einer **Fischmahlzeit** vor zwei Tagen begonnen hätten und sie nun vor Schmerzen nichts mehr essen könne. Worauf deutet diese Symptomatik hin?

Antwort: Das aufgetretene Fremdkörpergefühl im Bereich des Zungengrundes direkt im Anschluss an die Fischmahlzeit spricht mit großer Wahrscheinlichkeit für eine in diesem Bereich verbliebene Fischgräte. Oft lässt sich der **Fremdkörper** sofort unter optischer Sicht entfernen. Teilweise sieht man nur eine verbliebene Schleimhautulzeration, die den persistenten Schmerz erklärt. Weitere prädisponierte Orte für Fremdkörper sind Einspießungen in den Tonsillenlogen und die physiologischen Engen des Ösophagus.

Frage: Kennen Sie weitere Traumen, die eine **Verletzung** der **Pharynxschleimhaut** bedingen können?

Antwort: Neben direkten **mechanischen Verletzungen** des Pharynxschlauchs von außen oder durch verschluckte Fremdkörper von innen ist an die Verletzung der Schleimhaut durch **thermische** und **chemische Schädigung**, z. B. durch heiße Flüssigkeit, Säuren oder Laugen zu denken. In der Untersuchung zeigt sich meist eine gerötete, z. T. blasenbildende Schleimhaut in Oro- und Hypopharynx.

Frage: Wie behandeln Sie ein Kind mit einem fraglichem **Insektenstich** im Rachen?

Antwort: Bei einem fraglichen Insektenstich richtet sich die Therapie nach der **Anamnese** bzw. beim Kind nach der Fremdanamnese durch begleitende Erwachsene und nach den Ergebnissen der **klinischen Untersuchung.** Ein Insektenstich im Mund oder Rachen ist auch ohne begleitende atopische Disposition eine **Notfallsituation,** die durch eine rasch progrediente ödematöse Schwellung mit **Dyspnoe** und **Erstickungsgefahr** geprägt sein kann. Dies erfordert eine schnelle und suffiziente Therapie mit **systemischen Kortikoiden** und **Antihistaminika.** Ggf. kann die Intubation oder sogar eine temporäre Koniotomie bzw. Tracheotomie als lebenserhaltende Maßnahmen indiziert sein.

Merke: Eine **Koniotomie** ist eine Eröffnung des Lig. cricothyroideum. Sie wird im Notfall zur Sicherung der Atmung durchgeführt.

5.4 Erkrankungen des Oropharynx

Frage: Wie äußert sich eine **akute Pharyngitis?**

Antwort: Typische Beschwerden einer akuten Pharyngitis sind **Schmerzen beim Schlucken** (manchmal zum Ohr ausstrahlend), Trockenheitsgefühl und Räusperzwang mit Hustenreiz, Fieber und allgemeines Krankheitsgefühl. Oft ist die gesamte Pharynxschleimhaut gerötet und geschwollen. Im Verlauf der Erkrankung erscheint die Schleimhaut durch geschwollene Lymphfollikel granuliert. Im Allgemeinen ist eine **symptomatische Therapie** mit desinfizierenden Rachenspülungen, anästhesierenden Lutschtabletten und Noxenkarenz angeraten. Sollte es bei der meist viral ausgelösten Infektion zu einer **bakteriellen Superinfektion** und Ausweitung der Entzündung kommen, ist eine Antibiose indiziert.

> ✚ Erreger: häufig Adeno-, Rhino-, Coronaviren, selten Influenza- und Parainfluenzaviren

Frage: Welche Symptome erwarten Sie bei einer **chronischen Pharyngitis?** Nennen Sie einige Ursachen.

Antwort: Eine über drei Monate persistente Entzündung geht mit einem **fibrotischen Gewebeumbau** einher und ist häufig Folge **permanenter Noxenexposition,** z.B. durch Nikotin, Reizgase, Allergene oder Alkohol. Auch **Erkrankungen benachbarter Organe** (z.B. chronische Sinusitis, Nasenatmungsbehinderung, Refluxerkrankung) können durch eine dauerhafte Irritation eine chronische Pharyngitis triggern. Die Symptome ähneln denen einer akuten Pharyngitis, wobei das **Trockenheitsgefühl mit Räusperzwang** im Vordergrund steht. Maßnahmen zur Schleimhautpflege sollten neben der konsequenten Noxenkarenz bzw. der Verminderung prädisponierender Faktoren empfohlen werden.

Frage: Was ist ein **OSAS?**

Antwort: OSAS bedeutet **obstruktives Schlafapnoesyndrom** und ist das Vollbild einer schlafbezogenen Atemstörungen, bei der es zu einer **atemrelevanten Obstruktion der oberen Atemwege** kommt. Ist bei einer Schlafstörung nicht nur der Schlaf, sondern auch die Atmung behindert, besteht ein erhöhtes Risiko für kardiovaskuläre Erkrankungen. Aus HNO-ärztlicher Sicht werden folgende **schlafbezogenen Atemstörungen** unterschieden:
- **Rhonchopathie (Schnarchen):** unwillkürliche Atemgeräusche ohne messbare Obstruktion
- **obstruktive Rhonchopathie:** mit O_2-Sättigungsabfall ohne Apnoe
- **Upper Airway Resistance Syndrome:** mit O_2-Sättigungsabfall ohne Apnoe und ohne unwillkürliche Atemgeräusche
- **OSAS:** Apnoen über 10 s Dauer und mit einer Häufigkeit über 5-mal pro Stunde

Frage: Wie stellt sich die **Diagnose** eines **OSAS**?

Antwort: Für die Diagnose eines obstruktiven Schlafapnoesyndroms ist eine Aufzeichnung der atemrelevanten Parameter im Rahmen einer **kardiorespiratorischen Polysomnographie** nötig. Hierdurch lassen sich differentialdiagnostisch zentrale, pulmonale und kardiale Ursachen der Atemstörung ausschließen. Erste anamnestisch erhobene Hinweise, die für das Vorliegen eines OSAS sprechen, sind:
- lautes, unregelmäßiges Schnarchen
- Atemstillstände
- morgendliche Abgeschlagenheit und Tagesmüdigkeit
- Leistungsminderung
- Persönlichkeitsveränderungen
- Potenzstörungen

Frage: Welche **Ursachen** liegen dem **OSAS** zu Grunde? Ist eine **Behandlung** möglich?

Antwort: Das OSAS kann durch strukturelle Veränderungen im Oropharynx, aber auch durch einen Kollaps anderer Anteile des **oberen Atemtrakts** bedingt sein. Während der Inspiration kommt es zu einem Unterdruck in diesem Bereich. Physiologische und pathologische Engen im **nasalen, oralen** und **pharyngealen Abschnitt,** aber auch ein geringer **Muskeltonus** prädisponieren zu einer Obstruktion. **Operativ** kann durch Erweiterung der nasopharyngealen Atemwege der Atemwegswiderstand verringert werden. Bedeutend ist in den überwiegenden Fällen eine Gewichtsreduktion und das konsequente Einhalten einer „Schlafhygiene", d.h. die Vermeidung von schlafstörenden und muskelrelaxierenden Umständen wie abendlicher Alkoholgenuss oder zu spätes Essen. Mittel der Wahl ist neben der operativen Beseitigung von Obstruktionen jedoch meist die **nächtliche Schienung der Atemwege** über eingebrachte Prothesen und Tuben oder über eine kontinuierliche Beatmung (CPAP). Als Ultima Ratio ist die Tracheotomie und damit die Umgehung der oberen Atemwege anzusehen.

Frage: Beschreiben Sie die Klinik einer typischen **Mandelentzündung!**

Antwort: Bei einer Mandelentzündung (Angina tonsillaris) handelt es sich um eine akute bakterielle Entzündung der Gaumenmandeln (☞ Abb. 5.3 im Farbteil), die meist durch β-hämolysierende **Streptokokken der Gruppe A,** seltener auch durch Staphylokokken, Enterokokken, Haemophilus influenzae oder Pneumokokken hervorgerufen wird. Sie geht mit einem allgemeinen Krankheitsgefühl und Fieber einher. Lokal

kommt es zu Schluckbeschwerden, Schmerzen bei Öffnung des Mundes und beidseitiger Schwellung der Halslymphknoten. Die Stadieneinteilung erfolgt nach dem klinischen Bild der Tonsillen:
- **Angina catarrhalis:** Rötung und Schwellung der Gaumenmandel
- **Angina follicularis:** Rötung und Schwellung der Gaumenmandel mit Eiterstippchen
- **Angina lacunaris:** Erosion der Oberfläche mit konfluierenden Fibrinauflagerungen

Frage: Auf welche **Komplikationen** der **Angina tonsillaris** muss geachtet werden?

Antwort: Die häufigste Komplikation der floriden Mandelentzündung ist der **Peritonsillarabszess,** bei dem eine Abszedierung der Entzündung in die Gaumenbögen und Pharynxwand stattfindet. Weitere seltenere Komplikationen sind die **tonsillogene Sepsis,** die durch einen Bakterienübertritt in die Blutbahn entsteht, sowie der **Retro-** und **Parapharyngealabszess** mit der Gefahr der Fortleitung des entzündlichen Geschehens in das Mediastinum. Als Spätkomplikation kann es auch nach klinisch ausgeheilter Tonsillitis durch die Ablagerung von Immunkomplexen zu **immunologisch vermittelten Zweiterkrankungen** kommen, z. B. Endo-, Myo- und Perikarditis, akute Glomerulonephritis oder akutes rheumatisches Fieber.

Frage: Wie sieht die **Therapie** der **Angina tonsillaris** aus?

Antwort: Um Komplikationen der Angina tonsillaris vorzubeugen, besteht die Therapie der Wahl in der Gabe von **Antibiotika** über einen ausreichenden Zeitraum. Zusätzlich finden **Analgetika** zur symptomatischen Therapie Anwendung.

Frage: Wie äußert sich ein **Peritonsillarabszess** als Komplikation einer Angina tonsillaris? Ist hier eine Therapie indiziert?

Antwort: Einige Tage nach einer akuten Tonsillitis entstehen starke Schluckbeschwerden, die in das Ohr ausstrahlen können. Weiterhin sind eine klößige Sprache, Foetor ex ore, hohes Fieber und eine schmerzbedingte Kieferklemme mit Nahrungsverweigerung auffallend. Therapeutisch ist neben einer **antibiotischen Abschirmung** und Flüssigkeitszufuhr die **chirurgische Entlastung** durch Punktion, Inzision oder Abszesstonsillektomie (Tonsillektomie à chaud) indiziert. Bleibt ein Peritonsillarabszess (☞ Abb. 5.4 im Farbteil) unbehandelt, sind Komplikationen wie der Spontandurchbruch durch den weichen Gaumen,

Blutungen, Einbruch in den Parapharyngealraum und Senkungsabszess mit Brustmittelraumentzündung, sowie Thrombophlebitits und Sepsis zu befürchten.

? Frage: Kennen Sie die Kriterien einer **chronischen Tonsillitis?**

Antwort: Bei einer chronischen Tonsillitis kommt es durch rezidivierende Anginen und einem narbige Umbauprozesse zu einem **zerklüfteten, kryptenreichen** Parenchym mit einem exprimierbaren **flüssig-eitrigem Sekret.** Die Tonsillen sind im infektfreien Intervall **atroph,** von **derber Konsistenz** und **vermindert luxierbar.** Eine Rötung des vorderen Gaumenbogens liegt häufig vor. Anamnestisch lassen sich meist mehr als drei antibiotikapflichtige Anginen pro Jahr erheben.

? Frage: Nennen Sie Indikationen zur **Tonsillektomie.**

Antwort: Die Ursachen lassen sich nach zugrunde liegender Pathologie und individueller Ausprägung in **absolute** und **elektive Indikationen** untergliedern:
- Peritonsillarabszess und Komplikationen
- tonsillogene Sepsis
- Tonsillenverletzung
- gesichertes Tonsillenkarzinom/V. a. CUP (Carcinoma of unknown primary)
- chronische Tonsillitis
- rezidivierende akute Anginen
- hyperplastische Tonsillen, z. B. beim OSAS
- Fokusverdacht bei rheumatischem Fieber, Glomerulonephritis, Psoriasis, Pruritus, Ekzem, Pustulosis palmaris et plantaris, vor geplanten Transplantationen

! Merke: Bei Kindern bis vier Jahren sollte eine Tonsillektomie nur bei schwerwiegenden Symptomen durchgeführt werden!

? Frage: Beschreiben Sie, wie eine **Tonsillektomie** prinzipiell durchgeführt wird.

Antwort: Die Operation wird meist in Vollnarkose durchgeführt. Nach Einschneiden des vorderen Gaumenbogens erfolgen die stumpfe Präparation der Tonsille entlang ihrer Kapsel in kraniokaudaler Richtung und die Abschnürung der Tonsille am unteren Pol. Auftretende Blutungen werden mittels Koagulation oder Umstechung gestillt.

5.4 Erkrankungen des Oropharynx

Frage: Wie wird im Gegensatz dazu eine **Tonsillotomie** durchgeführt? Wann ist sie indiziert?

Antwort: Bei der Tonsillotomie werden die Mandeln in Höhe des vorderen und hinteren Gaumenbogens abgesetzt. Eine **Restgaumenmandel** verbleibt jeweils in der Fossa tonsillaris. Die häufigste Indikation zur Tonsillotomie ist ein Schluck- oder Atemhindernis durch **hyperplastisches Tonsillengewebe.** Die Indikation ist streng einzuhalten. Bei zurückliegenden rezidivierenden Entzündungen ist die Tonsillotomie sogar kontraindiziert, um Komplikationen wie einen narbenplattenbedingten Peritonsillarabszess oder eine chronische Entzündung der Restgaumenmandel nicht zu provozieren.

Frage: Tritt nach einer Tonsillektomie keine Angina mehr auf?

Antwort: Neben der verbliebenen Restgaumenmandeln kann sich auch das übrige lymphoepitheliale Gewebe des Waldeyer-Rachenrings weiterhin entzünden und die Symptome einer Angina tonsillaris imitieren. Besonders eine Entzündung der Rachenseiten- und -hinterwand führt mit Schluckbeschwerden, in das Ohr ausstrahlenden Schmerzen und einem allgemeinen Krankheitsgefühl zum klinischen Bild der Seitenstrangangina.

Fallbeispiel: Sie haben Ihre erste Tonsillektomie durchgeführt. Der Patient klagt am Abend über ein lästiges Fremdkörpergefühl und fragt, ob Sie die Mandeln wirklich entfernt hätten. Schmerzen sowie eine Blutung verneint er. Was erwarten Sie bei der Inspektion? Nennen Sie andere Ursachen für das Krankheitsbild.

Antwort: Wahrscheinlich kam es zu einem **posttraumatischen Uvulaödem:** Das Zäpfchen zeigt sich ödematös geschwollen und kann den Zungengrund berühren. Es kommt zu einem Fremdkörpergefühl, verbunden mit Räusperzwang und lediglich bei großem Befund zu einem Erstickungsgefühl. Andere Ursachen sind:
- Insektenstich
- Nahrungsmittelallergie
- entzündlich bei Tonsillitis oder Abszessen

Neben der Überwachung des Patienten und Aufklärung über die Harmlosigkeit des Geschehens ist bei allergischer Genese ggf. Kortison zu verabreichen.

? Frage: Was ist die so genannte „**Studentenkrankheit**"?

Antwort: Als „Studentenkrankheit" oder „Kissing disease" wird die durch Tröpfcheninfektion übertragene **Mononukleose** bezeichnet. Es ist eine durch das Epstein-Barr-Virus hervorgerufene Erkrankung des lymphatischen Systems. Neben einem deutlich reduzierten Allgemeinzustand mit Fieber, einer Hepatosplenomegalie und Halslymphknotenschwellung sind die **Tonsillen** typischerweise **vergrößert** und **fibrinbelegt** bis **nekrotisierend-ulzerös**.

✚ Die Mononukleose wird auch als Pfeiffer'sches Drüsenfieber oder Monozyten-Angina bezeichnet.

? Frage: Wie können Sie die Diagnose der **Mononukleose** erhärten? Wie therapieren Sie?

Antwort: Bei einem unklaren Krankheitsbild oder einem aberranten Krankheitsverlauf ist die Verdachtsdiagnose unbedingt **serologisch** zu sichern. Mit dem **Paul-Bunnell-Test** lassen sich heterophile Antikörper gegen Virusanteile nachweisen. Auch eine Leukozytose mit einer Vermehrung speziell der **Monozyten** im Differentialblutbild ist zusammen mit dem klinischen Bild pathognomonisch. Von deutlich höherer Sensitivität und Spezifität zum Beweis der Infektion ist der quantitative Nachweis von **EBV-Antikörper,** z. B. durch ELISA.

Bei der Verdachtsdiagnose **Mononukleose** empfiehlt sich eine symptomatische Therapie mit Bettruhe und der Gabe von Analgetika. Eine Tonsillektomie ist bei fulminantem Verlauf möglich. Mit der Gabe von Antibiotika sollte man bei dieser viral bedingten Infektionskrankheit zurückhaltend sein; insbesondere die Gabe von **Ampicillin** ist wegen der regelhaften Ausbildung eines Exanthems **kontraindiziert.** Zum Ausschluss einer relevanten Hepatosplenomegalie ist eine Ultraschallkontrolle der Oberbauchorgane zu empfehlen. Eine Antibiotikagabe ist bei unklarem Krankheitsbild oder bei dem Verdacht auf eine bakterielle Superinfektion möglich.

? Frage: Was ist eine **Plaut-Vincent-Angina**?

Antwort: Die Plaut-Vincent-Angina (Angina ulceromembranacea) ist eine **einseitige** Tonsillitis, die durch **Borrelia vincentii** und fusiforme Stäbchen ausgelöst wird. Es kommt zu einem nekrotisierenden und fibrinbelegten Ulkus bei insgesamt gutem Allgemeinbefinden. Zusätzlich liegt meist eine schmerzhafte Halslymphknotenschwellung vor. Die Diagnose der Plaut-Vincent-Angina wird durch den Erregernachweis aus einem Abstrich gestellt. Therapeutisch genügt meist eine **Verätzung** des Ulkus. Bei schwerer Symptomatik sollten zusätzlich **Antibiotika** (z. B. Penicillin) verordnet werden.

✚ DD: Tonsillenkarzinom!

5.4 Erkrankungen des Oropharynx

Frage: Was sagt Ihnen das Stichwort „Angina mit Himbeerzunge"?

Antwort: Eine Himbeerzunge ist ein typisches Zeichen einer **Scharlachangina**. Es handelt sich dabei um eine **bakterielle Pharyngitis** mit einem Häufigkeitsgipfel zwischen dem 4. und 7. Lebensjahr. Die Erreger, β-hämolysierende Streptokokken der Gruppe A, produzieren ein spezielles **Exotoxin,** das zu Hals- und Schluckschmerzen und einem allgemeinen Krankheitsgefühl führt. Charakteristisch sind **düsterrote Tonsillen** und eine **Himbeerzunge,** die durch vergrößerte Papillen imponiert. Nach dem zweiten Krankheitstag entwickelt sich meist ein **Scharlachexanthem** unter Aussparung der perioralen Areale sowie der palmaren und plantaren Flächen. Die Diagnose stellt sich über das klinische Bild, zusätzlich können ein kultureller Nachweis und ein Streptokokken-Schnelltest die Diagnose sichern.

Frage: Wird **Scharlach** wie eine „normale" **Angina tonsillaris** behandelt?

Antwort: Die prinzipielle Therapie besteht bei der Scharlachangina in der Gabe von **Penicillin** über 10 Tage und ist damit mit der Behandlung der „normalen" Angina tonsillaris vergleichbar. Die antibiotische Therapie ist wichtig, um **Zweiterkrankungen** wie das akute rheumatische Fieber, eine akute Glomerulonephritis und eine Polyarthritis rheumatica zu vermeiden. Zusätzlich kann es jedoch bei unzureichend behandeltem Scharlach zu Nekrosen im oropharyngealen Bereich, **nekrotisierender Scharlachangina** und Ausbildung einer **Sepsis** kommen.

Frage: Wie wird die **Diphtherie** ausgelöst und wie äußert sie sich klinisch?

Antwort: Die Diphtherie ist eine Infektionserkrankung, die durch **Corynebacterium diphtheriae** ausgelöst wird. Es kommt zu **festsitzenden, grau-gelben Belägen** der Tonsillen, des Gaumens und des Pharynx, **süßlichem Mundgeruch** und Blutungen bei Ablösung der Beläge. Die Mitbeteiligung von **Herz** und **Kreislauf,** dem **ZNS** und der **Niere** entsteht durch das vom Bakterium produzierte **Diphtherietoxin.** Die Prognose ist sehr ernst und die Letalität hoch. Wichtigste Sofortmaßnahme ist die frühzeitige **Antitoxingabe** bereits bei Verdacht auf das Vorliegen einer Diphtherie. Zusätzlich werden Antibiotika eingesetzt und der Patient isoliert unter stationären Bedingungen überwacht.

> ✚ Die Inzidenz der Diphtherie steigt wieder – durch eine zunehmende Zahl an Impfverweigeren, Zuzug von ungeimpften Personen und Schwankungen der Toxinvirulenz.

☐ ☐ ☐
☺ 😐 ☹

? Frage: Gehen Sie auf die TNM-Klassifikation bezüglich der Oropharynxtumoren ein. Wie erfolgt die klinische Klassifikation?

Antwort: Die prätherapeutische Tumorklassifikation richtet sich nach der Größe des Primärtumors (beschrieben durch T), den möglichen Befall von Lymphknoten (beschrieben durch N) und das Vorhandensein von Metastasen (beschrieben durch M). Dies wird nach einer klinischen Untersuchung, z.B. der Panendoskopie in Vollnarkose festgelegt. Die Panendoskopie ist eine Inspektion der gesamten Schleimhaut des oberen Aerodigestivtraktes mit dem Zweck der Tumoreinteilung, der histologischen Sicherung durch Probeentnahmen und dem Ausschluss von Zweittumoren. Zusätzlich zur Verfügung stehende Bildgebungen unterstützen die gewählte Einteilung.

Einteilung von Oropharynxkarzinomen nach TNM	
Tx	Histologie nicht beurteilbar
T0	kein Anhalt auf Malignität
Tis	Carcinoma in situ
T1	Tumorausdehnung ≤ 2 cm
T2	Tumorausdehnung ≤ 4 cm, aber > 2 cm
T3	Tumorausdehnung > 4 cm
T4	Tumor mit Infiltration von Umgebungsstrukturen

Tab. 5.1: TNM-Klassifikation von Oropharynxkarzinomen

☐ ☐ ☐
☺ 😐 ☹

? Frage: Was können Hinweise auf ein Oropharynxkarzinom sein?

Antwort: Die häufigste Lokalisation von Oropharynxkarzinomen ist der Bereich der Gaumentonsillen. Ätiologisch spielen die Faktoren Nikotin und Alkoholabusus die wichtigste Rolle. Das klinische Bild ist symptomarm, der Patient meist beschwerdefrei. Verdächtige Symptome sind plötzliche und progrediente Dysphagie, Odynophagie und lokale Schmerzen, aber auch Foetor ex ore und rezidivierende Epiphora. Sekundäre Erscheinungen durch Infiltration der Umgebung mit Nervenausfällen oder durch das Auftreten von Metastasen sind Spätsymptome. Zur Diagnosefindung sind in der klinischen Untersuchung neben der Inspektion der suspekte Befund genau zu palpieren und rasch eine Histologie zu gewinnen.

! Merke: Die Bildgebung gibt Aufschluss über Tumorausdehnung, Infiltration der Umgebung und mögliche Metastasen.

Frage: Welche **Behandlungsmöglichkeiten** gibt es bei **Oropharynxtumoren?**

Antwort: Für die Behandlung des Primärtumors und der regionären Lymphknotenmetastasen stehen die **chirurgische Resektion,** die **Bestrahlung** und die **Chemotherapie** (alternativ oder in Kombination) zur Verfügung. Die Strahlentherapie wird mit etwa 70 Gy durchgeführt. Die Chemotherapie, meist mit Cisplatin und 5-Fluorouracil, wird adjuvant oder palliativ eingesetzt. Stadienabhängig werden die chirurgische Resektion mit postoperativer Bestrahlung bzw. die primäre Strahlentherapie als Mittel der Wahl angesehen. Dies kann bei einem **Tonsillenkarzinom** durch eine erweiterte **Tonsillektomie** mit dem Ziel einer R_0-Resektion, bei meist vorliegendem Befall einzelner regionärer Lymphknoten kombiniert mit einer **Neck-dissection** und einer **Nachbestrahlung** geschehen.

5.5 Erkrankungen des Hypopharynx

Frage: Gehen Sie bitte auf **funktionelle Schluckbeschwerden** ein.

Antwort: Bei funktionellen Schluckbeschwerden ist von teilweise **ausgeprägten Beschwerden** auszugehen, die **kein pathologisches Korrelat** zeigen. Oft werden Schmerzen, ein Globusgefühl, aber auch Heiserkeit und Dyspnoe in **wechselnder Intensität** angegeben. Patienten, bei denen häufig eine deutliche Karzinophobie beobachtet werden kann, sollten nach differenziertem Ausschluss möglicher Pathologien über die Harmlosigkeit des Krankheitsbilds aufgeklärt werden. Oft spüren die Betroffenen Linderung durch eine symptomatische, noninvasive Therapie. Eine psychosomatische Unterstützung kann angezeigt sein.

Frage: Wie entsteht ein **Hypopharynxabszess?** Warum ist er so gefährlich?

Antwort: Abszesse im Hypopharynx sind zwar sehr selten, aber aufgrund der **Nähe zum Kehlkopf** ein ernst zu nehmendes Krankheitsbild, da sie kompressionsbedingte **Atemwegsstenosen** bzw. ein **Ödem des Kehlkopfes** auslösen können. Ein Abszess entsteht meist nach Superinfektion einer lokalen Verletzung, z. B. iatrogen oder durch verschluckte Fremdkörper. Fortgeleitete Abszesse sind eher rar. Die Diagnosesicherung erfolgt durch **endoskopische Inspektion** und **Bildgebung** (z. B. Ultraschall oder MRT) von außen. Das klinische Bild, serologische Untersuchungen und ein gewonnener Abstrich bestätigen die Diagnose.

5 Pharynx und Ösophagus

? Frage: Nennen Sie die Prädilektionsstellen des **Zenker-Divertikels?**

Antwort: Das Zenker-Divertikel ist typischerweise im **Hypopharynx** lokalisiert. In diesem Bereich existieren drei abgrenzbare **muskuläre Schwachstellen:**
- **Kilian-Dreieck:** zwischen M. constrictor pharyngis inferior und M. cricopharyngeus
- **Kilian-Jamieson-Region:** zwischen den Fasern des M. constrictor pharyngis
- **Laimer-Dreieck:** zwischen M. cricopharyngeus und kranialer Ösophagusmuskulatur

Bei **erhöhtem intraluminalem Druck** kann es zu einer Herniation von Schleimhaut durch diese Schwachstellen kommen. Meist findet sich der Divertikelsack im Bereich des **Kilian-Dreiecks** an der Hypopharynxhinterwand und ist nach dorsal links gerichtet.

? Frage: Wie stellt sich das Zenker-Divertikel klinisch dar?

Antwort: Das Zenker-Divertikel wird meist zwischen dem 6. und 7. Lebensjahrzehnt durch **Globusgefühl** und **Mundgeruch** symptomatisch. Charakteristisch ist ebenfalls, dass geschluckte Speisen im Hals stecken bleiben und **unverdaut regurgitiert** werden. Die Diagnose erfolgt durch die Kontrastmittelfüllung des Divertikels im **Röntgen-Breischluck.** Die Behandlung kann entweder durch eine Resektion des Divertikels von außen oder durch eine endoskopische Schwellendurchtrennung mit Myotomie der Muskelbrücke erfolgen.

? Frage: Welche **malignen Tumoren** vermuten Sie im Hypopharynxbereich?

Antwort: Im Hypopharynx ist das **Plattenepithelkarzinom** mit großem Abstand der häufigste maligne Tumor. Selten kommen andere epitheliale und mesenchymale Malignome vor. Pharyngeale Metastasen eines Karzinoidtumors und von Schilddrüsenkarzinomen in den Pharynx sind Raritäten. Von klinischem Interesse sind **hämatopoetische Malignome** des Pharynx. Bei Non-Hodgkin-Lymphomen und Morbus Hodgkin stellt der Pharynx die häufigste extramedulläre Tumorlokalisation dar.

? Frage: Wie macht sich ein **Hypopharynxkarzinom** bemerkbar?

Antwort: Die klinischen Symptome des Hypopharynxkarzinoms sind eher **uncharakteristisch.** Es kommt zu geringen Schluckbeschwerden, Schmerzen, die zum Ohr ziehen, und einem Globusgefühl. Heiserkeit und laryngeale Symptome treten erst bei einer Beteiligung des Kehlkopfes auf. Häufig werden zuerst **Lymphknotenmetastasen** im Kieferwinkel bemerkt. Zu einer Metastasierung kommt es sehr früh, in etwa 80% der Fälle in retropharyngeale, tief juguläre und mediastinale Lymphknoten. Es muss von einer 5-Jahres-Überlebensrate unter 30% ausgegangen werden. Bei der klinischen Untersuchung zeigt sich bei nicht einsehbaren Tumoren oft ein **Speichelsee im Sinus piriformis.** Dies sollte als indirekter Hinweis bei bestehendem Karzinomverdacht Anlass zu einem Röntgen-Breischluck, einer Panendoskopie oder der Durchführung einer MRT sein.

Frage: Kennen Sie die **Einteilung** des **Hypopharynxkarzinoms?**

Antwort: Die Einteilung der Plattenepithelkarzinome des Hypopharynx erfolgt nach der **TNM-Klassifikation,** wobei nicht allein die Tumorausdehnung, sondern auch die Lokalisation das Stadium bestimmt. Zu den Unterbezirken des Hypopharynx zählen der Sinus piriformis, die Postkrikoidregion, die Hypopharynxseiten- und Hypopharynxhinterwand.

T1	Tumor in einem Unterbezirk
T2	Tumor in mehreren Unterbezirken
T3	Tumor in mehreren Unterbezirken mit Fixation des Hemilarynx
T4	Tumor mit Infiltration der Umgebungsstrukturen (Larynx, Halsweichteile)

Tab. 5.2: TNM-Klassifikation der Hypopharynxkarzinome

5.6 Erkrankungen des Ösophagus

Frage: Besitzt dieser Muskelschlauch überall den gleichen Durchmesser?

Antwort: Die Speiseröhre hat eine Länge von 25–30 cm. In ihrem Verlauf existieren drei Ösophagusengen. Die **erste Enge** befindet sich hinter dem Ringknorpel und ist durch den Tonus der Ringmuskulatur im Ösophagusmund und der Pars fundiformis des M. cricopharyngeus mitbedingt. Die **mittlere Enge** wird auch als Aortenenge bezeichnet. Sie wird durch den Aortenbogen und den linken Hauptbronchus hervorgerufen. Sie findet sich in Höhe des 4. Brustwirbels und etwa 25 cm von der Zahnreihe entfernt. In Höhe des 10. Brustwirbels befindet sich etwa 40 cm ab der Zahnreihe mit dem Hiatus ösophagei die **untere Enge.** Schraubig angeordnete Muskelzüge verschließen den Ösophagus in Ruhe.

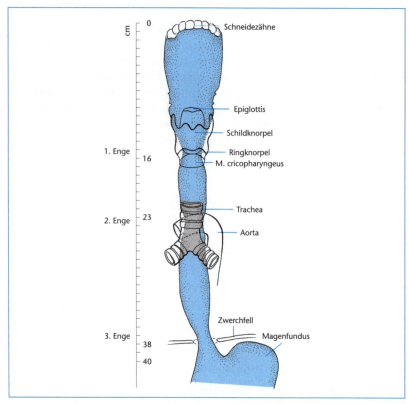

Abb. 5.5: Topographie des Ösophagus [2]

? Frage: Wie äußert sich ein **Ösophagus-Fremdkörper?** Warum ist hier ein rasches Handeln erforderlich?

+ Besondere Vorsicht bei Fremdkörpern mit enzymatischer Wirkung wie Medikamente, Nahrungs- oder Gewerbemittel, die neben dem mechanischen Trauma eine lokale chemisch bedingte Nekrose verursachen können.

Antwort: Fremdkörper im Ösophagus machen sich abhängig von ihrer Lokalisation durch **Schluckstörungen** und **Schmerzen** bemerkbar. Meist verbleiben sie in der **ersten Enge** des Ösophagus, können aber auch tiefer in die Speiseröhre rutschen. Es kommt zu einer reflektorischen **Streck-** und **Schonhaltung** des Halses und **Hüsteln.** Die Entfernung des Fremdkörpers sollte schnell durchgeführt werden, um die Gefahr der druck- oder verletzungsbedingten **Wandnekrose** und der **Perforation** mit Mediastinitis oder Luftemphysem zu verringern. Es bietet sich die Entfernung mit einer Fasszange unter endoskopischer Sicht an.

5.6 Erkrankungen des Ösophagus

Frage: Nennen Sie die **Spätfolgen** einer **Ösophagusverätzung** und deren Therapie.

Antwort: Nach Ingestion von Säuren und Laugen kann es im Ösophagus nach Abheilung der akuten Schleimhautverletzungen zu **narbigen Stenosen** kommen. Außerdem ist noch nach Jahren im Gebiet der zurückliegenden Läsionen mit der Entstehung von **Karzinomen** zu rechnen. Narbige Stenosen treten meist im ersten Jahr nach dem Trauma auf. Sie werden durch **Bougierung** über Wochen oder sogar in Dauertherapie über Jahre oder sogar lebenslang behandelt. Aufgrund des deutlich erhöhten Risikos der Entartung empfehlen sich jährliche **endoskopische Kontrollen.**

Frage: Ist Ihnen der Begriff **Boerhaave-Syndrom** geläufig?

Antwort: Das Boerhaave-Syndrom beschreibt die **Ruptur** des Ösophagus nach Erbrechen. Prädisponiert sind Alkoholiker und Patienten mit habituellem Erbrechen. Bei über 90% der Fälle findet sich die Perforation im **terminalen Ösophagus.** Direkt nach dem Ereignis tritt ein Vernichtungsschmerz auf, der retrosternal bis epigastrisch lokalisiert wird. Ein beginnendes Schockgeschehen muss sofort behandelt werden. Auch der **operative Primärverschluss** einer großen Rupturstelle sollte unter breiter antibiotischer Abdeckung sofort vorgenommen werden.

> ✚ Das **Mallory-Weiss-Syndrom** mit longitudinalen Mukosa- und Submukosaeinrissen im Ösophagus-Kardiabereich wird als inkomplettes Boerhaave-Syndrom angesehen.

Frage: Welche Symptome deuten auf eine **Refluxerkrankung** hin?

Antwort: Der **gastro-ösophageale Reflux** ist durch eine Kardiainsuffizienz bedingt. Saurer Magensaft führt zu Erosionen und Ulzera in unterem Ösophagus. Besonders nach üppigen Mahlzeiten, im Liegen und durch Koffein, Alkohol und Anstrengungen unter Einsatz der Bauchpresse kommt es zu **Sodbrennen, Dysphagie** und einem **brennenden Schmerz.** Die Regurgitation kann zu einer **Laryngitis posterior** mit Schwellung und Rötung der Aryregion führen, die sich mit Heiserkeit und einer rauen Stimme äußert. Daneben kann auf diesem Weg ein Asthma bronchiale durch Aspirationen getriggert werden. Diagnostiziert und kontrolliert wird die Refluxerkrankung durch **endoskopische Beurteilung** und die **pH-Metrie.** Eingeteilt wird die Erkrankung nach Savary und Miller anhand des endoskopischen Befundes der Schleimhaut des cardio-ösophagealen Überganges in die Stadien 0–IV:
- 0: Reflux ohne Schleimhautveränderung
- I: isolierte Schleimhauterosionen
  – Ia: oberflächlich
  – Ib: tief mit fibrinoider Nekrose

- II: longitudinal konfluierende Erosionen
- III: zirkulär konfluierende Erosionen
- IV: Komplikationen wie Ulzerationen, Zylindermetaplasie, Strikuren oder Stenosen
  - IVa: mit entzündlichen Veränderungen
  - IVb: irreversibles Narbenstadium

Neben einer **Änderung der Ess- und Lebensgewohnheiten** ist eine **medikamentöse Therapie** mit Protonenpumpenhemmer indiziert. Alternativ können Antazida empfohlen werden. Chirurgisch kann eine Fundoplicatio durchgeführt werden, diese ist besonders bei einem **Barett-Ösophagus,** der einer stattgehabten Zylindermetaplasie entspricht, zu diskutieren, da dieser bereits als Präkanzerose zum Adenokarzinom verstanden wird.

? Frage: Was versteht man unter einem **Traktionsdivertikel?** Wie entsteht es, und wie wird es behandelt?

Antwort: Traktionsdivertikel sind zipfelige **Ausziehungen der gesamten Ösophaguswand,** die durch Zug von außen, meist durch narbige Verwachsung mit mediastinalen Lymphknoten, auf Höhe der Trachealbifurkation entstehen. Traktionsdivertikel sind meist symptomarm und bedürfen bei Beschwerdefreiheit keiner Therapie.

! Merke: Beim **echten Divertikel** (Traktionsdivertikel) stülpt sich durch Zug von außen die **gesamte Wand** des gastrointestinalen Abschnittes aus. Beim **Pseudodivertikel** (Zenker-Divertikel, epiphrenales Divertikel) kommt es durch vermehrten Druck im Lumen zu einer reinen **Mukosaausstülpung** durch ein muskelschwaches Areal.

? Frage: Kennen Sie eine Erkrankung mit einer **sektglasartigen Erweiterung** des Ösophagus?

Antwort: Typischerweise findet man bei der **Achalasie** eine sektglasartige Erweiterung des Ösophagus. Es handelt sich um eine neuromuskuläre Erkrankung, die den **Auerbach-Plexus** betrifft. Durch den Untergang inhibitorischer Neuronen fehlt die schluckreflektorische Erschlaffung des unteren Ösophagussphinkters. Zusätzlich baut sich keine propulsive Peristaltik in den unteren zwei Dritteln der Speiseröhre auf. Die Patienten klagen über **Dysphagie, Regurgitation** unverdauter Nahrung und krampfartigen **Schmerzen.** Im Röntgen-Breischluck zeigt sich eine spitz zulaufende Speiseröhre mit einer prästenotischen, sektglasartigen Erweiterung. Methode der Wahl ist die **Ballondilatation.** Medikamentös kann man durch **Kalziumantagonisten** und **Nitrate** symptomatisch den Druck im unteren Sphinkter senken.

Frage: Geben Sie einen kurzen Überblick über das **Ösophaguskarzinom.**

Antwort: Das Ösophaguskarzinom wird erst sehr **spät** durch Gewichtsverlust, Dysphagie, Schmerz oder einer Rekurrensparese **symptomatisch.** Prädisponierende Faktoren sind übermäßiger **Alkoholkonsum** und **Rauchen.** Auch in der Nahrung vorhandene Noxen wie Aflatoxine und Nitrosamine tragen zu einem verstärkten Auftreten bei. Zu den **Präkanzerosen** zählen Achalasie, Barrett-Ösophagus und Plummer-Vinson-Syndrom. Zu 90% handelt es sich um **Plattenepithelkarzinome,** die überwiegend in den oberen zwei Dritteln lokalisiert sind. Das seltene **Adenokarzinom** findet sich meist im distalen Drittel. Charakteristisch ist die **frühe lymphogene Metastasierung.** Eine **lokale Infiltration** findet auch rasch statt, da der Ösophagus keinen Serosaüberzug besitzt. 40% der Patienten mit einem Ösophaguskarzinom sind bei Diagnosestellung bereits inoperabel und können nur palliativ therapiert werden. Abhängig vom Tumorstadium ist ein Behandlungskonzept mit **Operation,** ggf. die transthorakale En-bloc-Ösophagektomie mit Resektion der regionären Lymphknoten, **Bestrahlung** oder **Radiochemotherapie** indiziert.

6 Hals

6.1 Grundlagen

Frage: Welche Struktur bezeichnet man als **Halsgefäßscheide?**

Antwort: Die großen Halsgefäße **A. carotis communis** und die **V. jugularis interna** besitzen eine eigene Faszienhülle, in der dorsal auch der **N. vagus** nach kaudal verläuft. Diese Umhüllung dient dem Schutz gegen direkte oder indirekte Traumen und entzündliche oder raumfordernde Prozesse der Umgebung und darüber hinaus als Verschiebeschicht. Außerdem ist sie der Verbindungspunkt zu den zervikalen Muskeln, die durch Kontraktion insbesondere die V. jugularis interna aufspannen können.

Frage: Wo liegt der **Karotissinus?** Welche Funktion erfüllt er?

Antwort: Der Karotissinus findet sich direkt im Bereich der **Bifurkation der A. carotis communis.** Hier finden sich blutdruckkontrollierende **Pressorezeptoren** und das Glomus caroticum mit **Chemorezeptoren,** die Änderungen des hämatogenen pH-Wertes und Gaspartialdrücke im arteriellen Blut messen. Die gewonnenen Informationen werden jeweils über den IX. Hirnnerv nach zentral geleitet und wirken modulierend auf **Blutdruck, Herzfrequenz** und **Atmung.**

Frage: Was ist die Hauptgefahr bei einer beidseitigen **Ligatur** oder Resektion der **Vv. jugulares internae?**

Antwort: Nach einer Ligatur der Vv. jugulares internae kommt es präobstruktiv zu einem deutlich erhöhtem Blutvolumen. Das im Kapillargebiet und der venösen Strombahn anfallende Blut führt zu einem verstärkten hydrostatischen Druck und kann **Gesichtsödeme** und **zerebrale Ödeme** mit den damit verbundenen **neurologischen Ausfällen** nach sich ziehen. Insbesondere die einzeitige Ligatur beider Venen gilt es zu vermeiden.

Frage: Nennen Sie die Abgänge der **A. carotis externa** von kaudal nach kranial.

tipp Alle Abgänge der A. carotis externa aufzuzählen, ist wirklich nicht leicht, wird aber gerne gefragt. Es ist ratsam, die anatomischen Basics parat zu haben, da Prüfer bei Unsicherheiten hier manchmal unangenehm werden können.

Antwort: Nach der Bifurkation der A. carotis communis gehen von der A. carotis externa ab:
- A. thyreoidea superior
- A. lingualis
- A. facialis
- A. pharyngea ascendens
- A. sternocleidomastoidea
- A. occipitalis
- A. auricularis posterior
- A. temporalis superior
- A. maxillaris

? Frage: Welche **Hirnnerven** liegen im Bereich des Halses? Schildern Sie deren Verlauf und Funktion.

Antwort: Im Bereich des Halses befinden sich die **Hirnnerven IX, X, XI** und **XII.** Deren Verlauf ist bei Erkrankungen und insbesondere bei Operationen minutiös zu berücksichtigen:

- **N. glossopharyngeus (IX):** verlässt den Schädel durch das **Foramen jugulare** und gelangt nach einem kurzen Verlauf zwischen A. carotis interna und V. jugularis interna zu Zunge und Pharynxwand. Er versorgt **motorisch** über den M. constrictor pharyngis und den M. levator veli palatini einen Teil der Pharynxwand sowie Teile der styloiden Muskulatur, **sekretorisch** die Glandula parotis und **sensibel** bzw. **sensorisch** Teile des Mittelohrs und der Tube bzw. das hintere Drittel der Zunge und den Karotissinus.
- **N. vagus (X):** verlässt den Schädel durch das **Foramen jugulare** mit dem N. glossopharyngeus und dem N. accessorius und zieht in der Halsgefäßscheide in das Mediastinum. Neben Pharynx, Herz und Bauchorgane wird auch der Kehlkopf vagal versorgt. Als Besonderheit schlingt sich der **N. recurrens** (N. laryngeus inferior) links um den Aortenbogen und rechts um die A. subclavia, um dann von hinten wieder zum Kehlkopf heraufzusteigen.
- **N. accessorius (XI):** verlässt den Schädel durch das **Foramen jugulare**. Seine rein **motorischen Fasern** verlaufen meist hinter, selten auch vor der V. jugularis interna in den M. sternocleidomastoideus, den sie durchkreuzen. Danach ziehen sie lateral des Muskels relativ oberflächlich im hinteren Halsdreieck kaudal zum M. trapezius, um ihn zu innervieren.
- **N. hypoglossus (XII):** verlässt den Schädel durch den **Canalis nervi hypoglossi** und zieht nach bogenförmiger Überkreuzung der A. carotis interna und externa von lateral ins Trigonum submandibulare und kreuzt dort die A. lingualis und V. facialis, um in der Zunge zu enden. Der rein **motorische** Nerv versorgt den Venter anterior des M. digastricus, infrahyoidale Muskeln und die Zungenmuskulatur.

Frage: Woraus besteht der **Truncus sympathicus?** Was ist die Folge einer zervikalen Läsion?

Antwort: Der Truncus sympathicus (Halsgrenzstrang) ist eine **Ganglienkette,** die auf der prävertebralen Muskulatur und damit dorsal der Gefäßnervenscheide beiderseits der Wirbelsäule liegt. Die Rami communicantes albi stellen die Verbindung zwischen den Seitenhörnern des Rückenmarks und dem Halsgrenzstrang dar. Zu den Halsganglien des Truncus sympathicus zählen:
- Ganglion cervicale superius
- Ganglion cervicale medium
- Ganglion cervicale inferius (= G. stellatum)

Eine Schädigung führt zur **Horner-Trias** mit Miosis, Ptosis und Enophthalmus.

Frage: Nennen Sie eine Einteilung der **zervikalen Lymphknoten.**

Antwort: Im Halsbereich sind ein Drittel aller Lymphknoten des Menschen lokalisiert. Bei diesen rund 300 Lymphstationen unterscheidet man zwischen **regionären,** also ersten Filterstationen des betreffenden Körpergebietes, und **überregionalen** Lymphknoten. Nach Robbins wird der Hals auf beiden Seiten in **sechs lymphknotenhaltige Level** unterteilt. Nicht erfasst sind hierbei die parotidealen, retroaurikulären, subokzipitalen und retropharyngealen Lymphknotengruppen.

Level I	submentale und submandibulare Lymphknoten
Level II	obere juguläre Lymphknoten
Level III	mittlere juguläre Lymphknoten
Level IV	untere juguläre Lymphknoten
Level V	Lymphknoten des hinteren Halsdreiecks
Level VI	Lymphknoten des vorderen Halsdreiecks

Tab. 6.1: Zervikale lymphknotenhaltige Gebiete nach Robbins

Frage: Warum kann ein entzündlicher Prozess des **Spatium parapharyngeum** zu einer Mediastinitis führen?

Antwort: Luftemphyseme oder Senkungsabszesse aus der Region zwischen mittlerer und tiefer Halsfaszie, z. B. ein Peri- oder Parapharyngealabszess, können durch die **direkte Verbindung in den Brustmittelraum** infolge deszendierender Infektionen zu einer Mediastinitis führen. Ein entzündlicher Prozess zwischen oberflächlicher und mittlerer Halsfaszie wird dagegen durch die sackartige, gemeinsame Insertion an Brust- und Schlüsselbein aufgehalten.

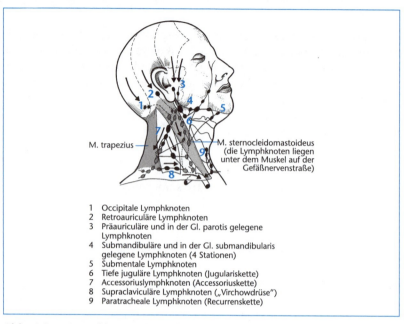

Abb. 6.1: Lymphknotenstationen des Halses [2]

6.2 Status und Untersuchung

? Frage: Wie gehen Sie nach Erhebung der Anamnese bei der **Untersuchung** des **äußeren Halses** vor?

Antwort: Neben **Inspektion** der formgebenden Strukturen des Halses ist die sorgfältige und seitenvergleichende **Palpation** der gesamten Halsregion durchzuführen. Raumforderungen, auch unpathologische Lymphknoten, sind genau auf Größe, Form, Farbe, Konsistenz, Verschieblichkeit, Pulsation und Schmerzhaftigkeit zu untersuchen. Bei den **bildgebenden Verfahren** zur Untersuchung der Halsregion ist an erster Stelle der Ultraschall zu nennen, aber auch MRT, CT, die Röntgennativaufnahme und moderne Verfahren wie PET haben ihren Stellenwert.

? Frage: Führen Sie bitte an Ihrem Kollegen eine komplette **Palpation der zervikalen Lymphknoten** durch und benennen Sie dabei die getasteten Regionen.

Antwort: Die Palpation der Halslymphknoten führe ich **bimanuell seitenvergleichend** von hinten nach vorne und von kranial nach kaudal am entspannten Hals durch. Ich beginne nuchal und wandere nach submandibulär und submental, um dann breit am Vorderrand des M. sternocleidomastoideus entlang der Halsgefäßscheide nach supraklavikulär zu gelangen. Bei der Palpation der zervikalen Lymphknoten achte ich auch auf andere Raumforderungen, wie verhärtete und hypertrophe Speicheldrüsen oder andere zervikal tastbare Pathologien.

6.3 Erkrankungen des Halses

Frage: Wie zeigen sich **oberflächliche Entzündungen** des **Halses** und wie werden sie behandelt?

Antwort: Meist sind es von Haarfollikeln ausgehende **Follikulitiden, Furunkel** oder **Karbunkel,** auch infizierte Atherome und Dermoide kommen vor. Pathogenetisch sind an den Infektionen meist Staphylokokken beteiligt. Lokal zeigen sich Zeichen der Entzündung, die von einer regionären **Rötung** dominiert werden. **Vergrößerte Lymphknoten** im Abflussgebiet sind häufig. Nach **antibiotischer Behandlung** sind persistierende bzw. latente Entzündungsherde **operativ** zu entfernen.

✚ Schwerwiegender spielen sich tiefere Entzündung der Halsweichteile ab: Kommt es nach fortgeleiteten Infektionen z. B. dentogen zu einem **Halsabszess,** können rasch lokale Beschwerden wie Dysphagie durch die Raumforderung, aber auch das dramatische Bild einer septischen Streuung entstehen.

Grundsätzlich zu unterscheiden sind:
- **oberflächliche** Entzündungen der Haut und Hautanhangsorgane
- **tiefe** Entzündungen der Halsweichteile (Abszess)
- **diffuse** Entzündungen der Halsweichteile (Phlegmone)
- Entzündung der zervikalen **Lymphknoten**

Frage: Was ist eine **Mediastinitis?** Kennen Sie die häufigste Ursache?

Antwort: Infolge einer **Brustmittelraumentzündung** kommt es zu einem schweren Krankheitsgefühl mit hohem Fieber und retrosternalen Schmerzen. Als häufigster Auslöser sind iatrogene Perforationen des Hypopharynx und Ösophagus im Rahmen von Endoskopien, Divertikelabtragungen oder Fremdkörperbergungen anzusehen. Die Therapie besteht in der hochdosierten Antibiose und ggf. chirurgischer Intervention. Bei gesicherter Mediastinitis besteht dies in der raschen Eröffnung des Abszesses durch eine kollare Mediastinotomie. Andere Ursachen sind Ösophagusperforationen bei Tumoren oder durch Fremdkörper, fortgeleitete zervikale Infektionen und abdominale Pathologien.

Frage: Was wissen Sie über **Halszysten** bzw. **-fisteln?**

Antwort: Eine Zyste ist ein mit Epithel ausgekleideter Hohlraum. Bei Öffnung nach außen und Anschluss nach innen imponiert sie als Fistel, bei einseitiger Öffnung als Blindgang. Es wird die häufigere **laterale** von der **medianen Halszyste** bzw. **-fistel** unterschieden. Diese Raumforderungen fallen klinisch durch ihre **Schwellung** und bei einer vorliegenden Fistelöffnung durch intermittierende **Sekretion** auf.

? Frage: Wie entstehen **laterale Halszysten?**

Antwort: Üblicherweise wird die laterale Halszyste als Hemmungsfehlbildung der **2. Schlundtasche** bzw. der **2. Kiemenfurche** angesehen. Unter ausbleibender Obliteration des **Sinus cervicalis** kommt es zur Persistenz eines ektodermalen, epithelausgekleideten Hohlraums und bei Öffnung nach außen zu einer lateralen Halsfistel an der Vorderkante des **M. sternocleidomastoideus.** Meist zieht der Fistelgang durch die Karotisgabel und endet unter Verzweigungen blind oder zieht bis in die obere Tonsillenregion, so dass bei einer Exstirpation auch die Tonsillektomie mit durchzuführen ist. Klinisch imponiert die Raumforderung im **Karotisdreieck** als ovale, prall-fluktuierend bis derbe Struktur. Die Zyste sollte vollständig entfernt werden, ggf. mit dem vorhandenen Fistelgang, um einem Rezidiv vorzubeugen.

? Frage: Wo suchen Sie nach einer **medianen Halszyste?**

Antwort: Die mediane Halszyste liegt im Bereich der Medianlinie in **Höhe des Zungenbeins.** Sie ist schluckverschieblich, prall-fluktuierend bis derb zu palpieren. Kommt es zu einer Fistelbildung nach außen, liegt die punktförmige Öffnung median zwischen Zungenbein und Kehlkopf. Embryologisch handelt es sich bei der medianen Halszyste um einen partiell **persistierenden Ductus thyreoglossus.** Je nach Lage ist ein Fistelgang bis zum **Foramen caecum** vorhanden. Bei der Exstirpation der Raumforderung ist auf die vollständige Entfernung zu achten, um Rezidiven vorzubeugen.

? Frage: Zu welchem **Knochen** hat die **mediane Halszyste** häufig anatomisch Kontakt, so dass dieser bei der Exstirpation immer entfernt wird? Welches Organ müssen Sie vor der Exstirpation einer medianen Halszyste untersuchen lassen und warum?

Antwort: Entwicklungsgeschichtlich besteht in den überwiegenden Fällen eine Verbindung zum **Zungenbeinkörper.** Der mediane Teil des Os hyoideum muss aus diesem Grund immer mitreseziert werden. Diese Teilentfernung zieht funktionell keine Nachteile nach sich. Vor Entfernung der medianen Raumforderung ist eine regelrecht vorhandene **Schilddrüse** festzustellen, um einem absoluten Schilddrüsenverlust bei mitentferntem, ektopem thyroidalem Gewebe im Operationsgebiet vorzubeugen.

Frage: Nennen Sie mindestens fünf Differentialdiagnosen bei **einseitiger Halsschwellung.** Durch welche einfache Untersuchung gelingt die rasche Differenzierung?

Antwort: Neben der **Palpation** gelingt auch mit dem **Ultraschall** eine erste grobe Differenzierung zwischen den Befunden: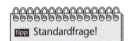
- laterale und mediane Halsfistel/-zyste
- Lymphadenitis colli, z. B. bei Infekten im drainierenden Einzugsgebiet
- spezifische Entzündungen, z. B. Tuberkulose oder Aktinomykose
- Lipom
- Schilddrüsenvergrößerung
- Tumor einer Kopfspeicheldrüse
- im Verlauf von Nervenfasern liegender Tumor, z. B. Neurinom
- vaskuläre Tumoren, z. B. Glomus-caroticum-Tumor
- Abszess
- Lymphom oder Lymphknotenmetastase, z. B. bei Zungenkarzinom

Frage: Was ist ein **Neurinom**? Wie unterscheidet es sich von einem **Neurofibrom** und einem **Neurom**?

Antwort: Auch wenn diese Raumforderungen auf den ersten Blick nicht klar unterscheidbar sind, können sie durch ihre Symptomatik und insbesondere durch das histologische Bild voneinander abgegrenzt werden:
- **Neurinom:** Im Verlauf von peripheren Nerven gelegener benigner Tumor, der von den **Schwann-Zellen** ausgeht. Klinische Beschwerden in Form von Schmerzen treten erst spät auf. Neurologische Ausfälle durch Kompression sind sehr selten.
- **Neurofibrom:** Dieser benigne Tumor kommt auch im Verlauf eines peripheren Nerven vor, geht aber von Zellen der **Schwann-Scheide** und dem **endoneuralen Mesenchym** peripherer Nervenfasern (Perinuralzellen) aus. Neurologische Ausfälle und lokale Schmerzen treten bei Wachstum auf. Gehäuftes Vorkommen bei **Phakomatosen.**
- **Neurom: Narbenregenerat** eines verletzten Nervs durch Aussprossen des Nervenstumpfes. Parästhesien und bisweilen erhebliche Schmerzen sind die Folge. Histologisch handelt es sich um Axonkörper in einer bindegewebigen Narbe.

? Frage: Wie stellen sich **Lymphangiome** klinisch dar?

Antwort: Bei der Palpation von Lymphangiomen findet man eine **weiche, kissenartige Konsistenz.** Die Schwellung ist überwiegend **laterozervikal** lokalisiert und kann von der oberflächlichen Haut bis in die tiefen Halsweichteile reichen. Durch **Ultraschall** und andere bildgebende Methoden wie CT oder MRT lassen sich Ausdehnung und typisches Aussehen (dünnwandig, kissenartig, zystisch septiert) gut dokumentieren. Durch Einblutungen kommt es zu einer dunkelroten Geschwulst, klinisch ähnlich einem Hämangiom. Sie sind meist ab Geburt vorhanden und vergrößern sich oft schubartig bei systemischen Infekten. Auch wenn eine klinische Ähnlichkeit zu Hämangiomen gegeben ist, unterscheidet sich die Behandlung entscheidend: Da nicht von einer spontanen Rückbildung auszugehen ist, werden Lymphangiome in der Regel **chirurgisch** in sano **exzidiert.**

> **+** Ein sehr großes Lymphangiom, auch als **zystisches Hygrom** bezeichnet, kann ein Geburtshindernis darstellen und die Indikation zu einer Sectio caesarea ergeben.

? Frage: Was wissen Sie über **Hämangiome**?

Antwort: Bei diesen Raumforderungen handelt es sich um **gutartige, angeborene Fehlbildungen,** die zwar während der ersten Lebensmonate drastisch wachsen können, sich in der Regel aber dann wieder spontan zurückbilden. Eine gängige Einteilung richtet sich nach dem histologischen Bild:
- kapilläre Hämangiome
- kavernöse Hämangiome
- arteriovenöse Hämangiome
- venöse Malformationen

Die Therapie ist in erster Linie **konservativ-zurückhaltend.** Sollte wegen auftretender Komplikationen wie Blutungen oder lokaler Verdrängungseffekte die spontane Regredienz unterstützt werden müssen, gibt es Therapieversuche mit **Steroiden, Chemotherapeutika** und **Immunmodulatoren.** Neben der **chirurgischen Entfernung** muss im Einzelfall auch die Behandlung durch **Laser** (z. B. Nd:YAG-Laser) und **perkutaner Photokoagulation** diskutiert werden.

> **+** Die Angiographie mit **Embolisation** des Blutschwamms kann im Einzelfall notwendig sein, um Komplikationen zu behandeln bzw. zu vermeiden.

? Frage: Was ist ein **Glomus-caroticum-Tumor**?

Antwort: Bei diesem gutartigen Tumor handelt es sich um ein **Paragangliom,** das von den Chemorezeptoren des Glomus caroticum ausgeht. Er zeigt sich als langsam wachsende, zervikale, nicht schmerzhafte Schwellung, die **pulsieren** kann und charakteristischerweise besser **horizontal** als vertikal **verschieblich** (bedingt durch Gefäßverlauf) ist.

6.3 Erkrankungen des Halses

Frage: Was erwarten Sie bei einer **Biopsie** aus einem **Glomus-caroticum-Tumor**?

Antwort: Bei einer Biopsie oder Punktion aus einem vaskulären Tumor, der wie der Glomus-caroticum-Tumor direkt Anschluss an das arterielle Gefäßsystem hat, kommt es in der Regel zu einer **dramatischen Blutung.** Wenn dies ambulant im Untersuchungsstuhl durchgeführt wird, muss mit einem letalen Ausgang gerechnet werden. Aus diesem Grund ist bei dem kleinsten Verdacht auf eine vaskuläre Fehlbildung eine diagnostische oder gar therapeutisch angedachte **Punktion** bzw. **Biopsie zu unterlassen.** Im Vordergrund der Diagnostik steht neben der umfassenden Anamnese die Darstellung der Struktur durch geeignete Bildgebung, z. B. **farbkodierte Dopplersonographie.** Vor der Exstirpation eines gefäßreichen Tumors sollte eine Angiographie, ggf. verbunden mit einer Embolisation, erfolgen.

Frage: Bei welcher Erkrankung lassen **zervikale Lipome** den Hals zirkulär aufgetrieben erscheinen?

Antwort: Lipome sind meist solitäre, langsam subkutan wachsende, indolente Raumforderungen. Kommt es zu mehreren zervikal konfluierenden Lipomen, die klinisch als Lipomatosis colli imponieren, spricht man von einem **Madelung-Fetthals.** Dieser tritt besonders bei Männern mit übermäßigem Alkoholkonsum und Fettstoffwechselstörungen mit Hyperurikämie und Diabetes mellitus auf.

Fallbeispiel: Ihnen wird ein Patient von einem Allgemeinarzt mit dem Befund eines bereits **lange bestehenden Halslymphknotens** überwiesen. Nach welchen Gesichtspunkten erheben Sie den Befund?

Antwort: Primär ist eine **umfassende Anamnese** mit der Frage nach der Entwicklung der zervikalen Raumforderung zu erheben. Auch Vorerkrankungen, Auslandsaufenthalte, Beruf und Neigungen, die zu einer Lymphadenitis führen, sollten angesprochen werden. Der **lokale Tastbefund** wird bestimmt durch exakte Lokalisation, Verschieblichkeit, Größe und Konsistenz. Regelmäßig schließen sich bildgebende Verfahren, serologische Untersuchungen und ggf. eine Histologiegewinnung an, um eine unklare Schwellung der Halslymphknoten abzuklären.

Besteht dagegen eine **Lymphknotenschwellung erst seit wenigen Tagen** und ohne Hinweis auf Malignität, insbesondere ohne Lymphom, ist eine engmaschige sonographische und klinische **Kontrolle** und eine probatorische **Antibiose** aus medizinischen und wirtschaftlichen Erwägungen gerechtfertigt.

! **Merke:** Bei unklarer Lymphadenitis colli muss immer ein entzündliches und neoplastisches Fokusgeschehen der Nachbarorgane ausgeschlossen werden!

? **Frage:** An welche **systemische Erkrankung** müssen Sie denken, wenn ein Patient über große, indolente, häufig juckende und derbe Knoten in beiden Halsgefäßscheiden klagt? Der Ultraschall weist auf **Lymphknotenkonglomerate** hin.

Antwort: Der Verdacht fällt auf ein malignes Lymphom, es könnte sich um die **Lymphogranulomatose,** den **Morbus Hodgkin** handeln. Als Frühmanifestation kommt es hier in 60–80% zu zervikalen Lymphomen. Prinzipiell könnte aber auch eine andere maligne klonale Neoplasie der B- oder T-Zellreihe vorliegen, z. B. das **Non-Hodgkin-Lymphom.** Die Anamnese mit Erfragung einer vorhandenen **B-Symptomatik** kann den Verdacht auf ein malignes Geschehen erhärten, ist aber unspezifisch. Die Diagnose stellt sich durch eine **Biopsie** bzw. eine **Exstirpation** des gesamten verdächtigen Lymphknotens und dessen feingewebliche Aufarbeitung. Die rasche Histologiegewinnung ist neben einem suffizienten Staging für Therapie und Prognose unabdingbar.

! **Merke:** B-Symptomatik beschreibt **Allgemeinsymptome,** wie sie häufig bei konsumierenden Erkrankungen vorkommen: Müdigkeit, ungewollter Gewichtsverlust, Nachtschweiß und febrile Temperaturen.

? **Frage:** Woran erkennt man, ob es sich bei einem vergrößerten Lymphknoten eher um eine einfache Lymphknotenschwellung oder eher um eine **Lymphknotenmetastase** handelt? Was fällt Ihnen in diesem Zusammenhang zum **CUP-Syndrom** ein?

Antwort: Eine Lymphknotenmetastase kann klinisch leider überhaupt nicht sicher von einer einfachen benignen Lymphknotenschwellung unterschieden werden. Hinweise geben eine Fixation der Raumforderung, die bei normalerweise gut verschieblichen Lymphknoten verdächtig ist, oder Anzahl und Größe der verdächtigen Lymphknoten. Im Ultraschall sprechen sehr große, runde, zentralnekrotische Lymphknoten und solche ohne klar definierten Hilus für eine mögliche maligne Entartung, aber eine diagnostische Sicherheit gibt erst die **histologische** Untersuchung des entnommenen Lymphknotens. Ein **CUP-Syndrom** (Carcinoma of unknown primary) beschreibt in diesem Zusammenhang eine gesicherte Metastase, deren Primärtumor trotz adäquater Suche nicht

ausgemacht werden konnte. Zur Klärung dieses Paradoxons gibt es drei Hypothesen:
- Die malignen Zellen bzw. der Gewebeverband ist zu klein, um klinisch oder apparativ aufzufallen.
- Regression der malignen Zellen des Primärtumors
- Es handelt sich nicht um eine Lymphknotenmetastase, sondern um eine primäre Malignität der untersuchten Raumforderung, z. B. bei einem branchiogenen Karzinom.

Frage: Nennen Sie **allgemeine Ursachen** für eine **Lymphknotenschwellung.**

Antwort: Jeder Lymphknoten, der in der klinischen Untersuchung **palpabel** ist, stellt bereits eine Lymphknotenschwellung dar. Von einer pathologischen Vergrößerung spricht man je nach zervikaler Lokalisation ab einem Durchmesser von **8–15 mm**. Ätiologisch zu bedenken sind:
- Infektionen (z. B. bakteriell, viral, fungal oder parasitär)
- maligne Erkrankungen (z. B. Leukämie oder Metastase)
- lymphoproliferative Erkrankungen (z. B. Langerhanszell-Histiozytose)
- immunologische Erkrankungen (z. B. Kollagenosen)
- Stoffwechselerkrankungen (z. B. Speichererkrankungen)
- Medikamenteneinnahme (z. B. NSAID, Tuberkulostatika)
- allergische Erkrankungen
- idiopathisch

Frage: An welche **Erreger** denken Sie differentialdiagnostisch bei einer **spezifischen, chronischen Lymphknotenschwellung?**

Antwort: Eine Lymphknotenschwellung wird ab einer **Dauer über 4 Wochen** als chronisch definiert. Findet sich kein Entzündungsherd für eine unspezifische Lymphadenitis colli, sind **bakterielle** und **virale Erreger,** aber auch **Pilze** und **Parasiten** zu erwägen und ggf. serologisch auszuschließen. Häufige mit Lymphknotenschwellung einhergehende Erkrankungen und deren Haupterreger sind:
- Toxoplasmose (Toxoplasma gondii)
- Katzenkratzkrankheit (Bartonella henselae)
- Tularämie (Francisella tularensis)
- Syphilis (Treponema pallidum)
- Tuberkulose (Mycobacterium tuberculosis)
- Bruzelose (Brucella abortus)
- Mononukleose (Epstein-Barr-Virus)
- HIV-Infektion (humanes Immundefizienzvirus)
- CMV-Infektion (Zytomegalie-Virus)

Frage: Erzählen Sie mehr zur **Toxoplasmose!**

> **+** Durchseuchungsgrad der Toxoplasmose von etwa 80%.

Antwort: Die Erkrankung wird durch **Toxoplasma gondii** übertragen, das in rohem Fleisch und Katzenkot zu finden ist, und verläuft überwiegenden subklinisch. Kommt es nach Infektion zu Symptomen, zeigt sich ein grippeähnliches Krankheitsbild mit einer **zervikalen Lymphknotenschwellung.** Die Diagnose einer frischen Infektion stellt sich serologisch durch ein positives IgM gegen den Erreger. Neben der **oralen Übertragung** ist auch eine **transplazentare Infektion** möglich. Bei immunkompetenten Erwachsenen wird die **Spontanheilung** abgewartet, ansonsten ist eine angepasste antibiotische Therapie zu initiieren.

Frage: Welcher Entität entspricht die **Virchow-Drüse?**

Antwort: Es handelt sich hier nicht um eine Drüse, sondern um einen vergrößerten **Lymphknoten,** der sich **supraclavikulär** links hinter dem Ansatz des M. sternocleidomastoideus befindet. Eine tastbare Vergrößerung gilt als ein Hinweis auf eine fortgeschrittene lymphogene Metastasierung und liegt besonders häufig bei Magenkarzinomen vor.

Frage: Unterscheiden Sie zwischen radikaler, modifiziert-radikaler und selektiver **Neck-dissection.**

Antwort: Je nach Umfang der Lymphknotenentfernung unterscheidet man:
- **radikale Neck-dissection:** Entfernung des gesamten Binde- und Fettgewebes einschließlich aller Lymphknoten einer Halsseite sowie des M. sternocleidomastoideus, der V. jugularis interna und des N. accessorius von der Schädelbasis bis zur Höhe der oberen Thoraxapertur. Das vordere Halsdreieck medial der Gefäßnervenscheide bleibt ausgespart.
- **modifiziert-radikale Neck-dissection:** Im Unterschied zur radikalen Neck-dissection bleibt der **N. accessorius** bei der Entfernung des lymphknotenhaltigen Gewebes erhalten. Bei entsprechender Indikation kann diese modifizierte Form sogar unter Schonung von V. jugularis interna und M. sternocleidomastoideus durchgeführt werden, was die postoperative Morbidität erheblich senkt.
- **selektive Neck-dissection:** Hier kommt es lediglich zur Entfernung bestimmter Gewebsregionen der Halsseite, in denen Lymphknotenmetastasen des Primärtumors vermutet oder nachgewiesen wurden. Die **suprahyoidale Neck-dissection** ist eine Sonderform der selektiven Neck-dissection und betrifft z. B. nur Level I nach Robbins (Trigonum submandibulare und submentale).

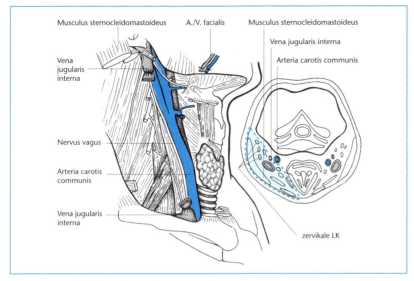

Abb. 6.2: Radikale Neck-dissection [1]

Frage: Welches Ziel verfolgt eine **Neck-dissection?**

Antwort: Ziel der Operation ist die **komplette Entfernung** klinisch **metastasenverdächtiger Lymphstrukturen** einer Halsseite. Dazu wird das Lymphsystem mit Lymphknoten und drainierenden kleinsten Lymphgefäßen inklusive des umgebenden Fett- und Bindegewebes im Gesamten entnommen. Diese En-bloc-Resektion umfasst das Gewebe zwischen tiefer und oberflächlicher Halsfaszie.

Um postoperativ keine Klagen zu hören oder zu bekommen, ist auf eine gute Hautprotektion zu achten, d. h. der Zugang zum Operationsgebiet soll einerseits groß genug sein, um das Ziel der Neck-dissection zu ermöglichen, muss aber eine ausreichende Hautdurchblutung aufweisen, wie auch eine suffiziente Bedeckung der später subkutan liegenden A. carotis bilden.

Klinik: Der klinisch häufig genutzte Begriff der **funktionellen Neck-dissection** beschreibt eine modifiziert-radikale Neck-dissection, die oft auf der Gegenseite des Tumorgeschehens durchgeführt wird. Diese wird unter Erhalt funktionell bedeutender Strukturen ausgeführt.

? **Frage:** Welcher motorische Nerv ist bei einer **Neck-dissection** besonders gefährdet?

> ✚ Selten wird der M. trapezius, der meist allein bzw. überwiegend durch den XI. Hirnnerv innerviert wird, über den Plexus cervicalis (C1–4) versorgt. Nervale Strukturen schonen!

Antwort: Besonders bei Operationen im hinteren Halsdreieck wie der Exstirpation einer solitären, zervikolateralen Raumforderung oder bei der modifiziert-radikalen Neck-dissection ist aufgrund seines Verlaufs besonders auf den **N. accessorius** zu achten. Die erhöhte Gefährdung ergibt sich aufgrund seiner oberflächlichen Lage nach Durchtritt durch den M. sternocleidomastoideus im mittleren Halsdrittel.
Die Folgen sind Schulter- und Armschmerzen und Lähmungen bedingt durch den Ausfall des M. trapezius und von Teilen des M. sternocleidomastoideus. Die Therapie ist physiotherapeutisch.

? **Frage:** Mit welcher **Intensität** (in Gray) bestrahlt man den Hals nach Durchführung einer Neck-dissection? Warum sollte eine vorherige Zahnsanierung durchgeführt werden?

Antwort: In der Regel wird bei einer Neck-dissection abhängig von Ausdehnung, Lokalisation und Dysplasiegrad des Primärtumors sowie der Anzahl befallener Lymphknoten eine strahlentherapeutische Nachbehandlung durchgeführt. Diese adjuvante Therapie kann als konventionell fraktionierte Strahlentherapie **60–70 Gy** umfassen. Eine vorherige Zahnsanierung ist nötig, da sich persistierende dentogene Entzündungen im Zuge der Bestrahlung und der nachfolgenden Immunsuppression zu einer **lokalen Osteomyelitis** oder zu **systemischen Infektionen** foudroyant entwickeln können.

? **Frage:** Schildern Sie das Vorgehen bei **stumpfen** und **offenen Halsverletzungen**!

Antwort: Kommt es zu einem **stumpfen Halstrauma,** ist diagnostisch neben der gezielten **Anamnese** die klinische Untersuchung mit **Palpation** der Halsweichteile vorzunehmen. **Ultraschall** und andere bildgebende Maßnahmen schließen sich ggf. nach Erhebung des **Spiegelbefundes** an. Im Bereich der Haut und Schleimhaut ist auf Rötung, Schwellung durch Hämatome oder Ödeme, Ekchymosen oder Prellmarken zu achten. Emphyseme, die bei Kontinuitätsverletzungen der Luft- und Speisewege auftreten können, sind auszuschließen. Bei großflächigen Schleimhautverletzungen kann es zu Stenosen durch Narbenbildung kommen. Bei einem **offenen Halstrauma** steht die **Sicherung der Vitalfunktion** und **Schockbekämpfung** im Vordergrund der Behandlung. Bestehende **Defekte** müssen **versorgt** werden. Bei Austreten von Blut, Speichel, Lymphflüssigkeit oder Atemluft sollte nach den Ursachen gesucht werden. Meist sind bei engen zervikalen Verhältnissen Gefäß- und Nervenrekonstruktionen und ein schichtweiser Wundverschluss notwendig. Unbedingt zu vermeiden sind Luftembolien in große Venen (fakultativ tödlich bei 20 ml!). Gerade bei einem offenen Trauma ist der Ausschluss einer Kehlkopf-, HWS-, Tracheaverletzung oder Mitbeteiligung der Speisewege zwingend erforderlich. Sensible Strukturen wie die kaudalen Hirnnerven sind zu kontrollieren.

> **Merke:** Therapie und weitere Beobachtung bei einem offenen Halstrauma erfolgt immer **stationär,** da Ödeme und Schwellungen sich auch erst im zeitlichen Intervall etablieren und eine intensivmedizinische Betreuung (evtl. verbunden mit Intubation oder temporärer Tracheotomie) notwendig machen können.

Frage: Kann man von der **Größe** einer Schilddrüse auf ihre **Funktion** schließen?

Antwort: Nein, das Gewebevolumen gibt keinen hinreichenden Anhalt auf die Funktion der Zellen. So kann z.B. auch eine stark vergrößerte Schilddrüse euthyreot sein. Der sensitivste serologische Marker zur Überprüfung der Schilddrüsenfunktion ist die Bestimmung von TSH (Thyroid-stimulating hormone). Zusätzliche Basisinformationen liefern die Schilddrüsenparameter fT3 und fT4.

Frage: Kennen Sie den Begriff **Zungengrundstruma?**

Antwort: Während der Embryonalzeit kommt es zum Deszensus der Schilddrüsenanlage vom Zungengrund in die prätrachealen Halsweichteile. Der zurückbleibende **Ductus thyreoglossus** obliteriert normalerweise in der folgenden Zeit, kann aber auch zur Ausbildung von medianen Halszysten führen. **Dystope Schilddrüsenanteile** können in seinem Verlauf, insbesondere im Zungengrund, zurückbleiben. So handelt es sich bei einem **Lobus pyramidalis** um ektopes Schilddrüsengewebe, das sich in der Medianlinie vom Isthmus der Schilddrüse oder von einem Lappen des Organs bis zum Zungenbein erstrecken kann. Beschwerden sind nicht zu erwarten, nur bei Ausbildung einer Struma imponiert diese als Raumforderung. Bei Schluck- oder gar Atembeschwerden ist die Therapie chirurgisch.

? Frage: Kennen Sie die **Hauptkomplikation** von **Schilddrüseneingriffen** aus HNO-ärztlicher Sicht?

Antwort: Die Hauptkomplikation stellt die Schädigung des **N. laryngeus inferior** (= N. recurrens) dar, da diese relativ häufig und im Einzelfall folgenschwer auftritt. Kommt es zur Nervendurchtrennung eines dieser Abgänge des N. vagus, die im Normalfall beidseits hinter der Schilddrüsenkapsel zwischen Ösophagus und Trachea verlaufen, resultiert eine **ipsilaterale Stimmlippenparese.** Eine prä- und postoperative Kontrolle der regelrechten Stimmlippenbeweglichkeit bietet sich aus medizinischen und medikolegalen Gründen an.

7 Larynx

7.1 Grundlagen

Frage: Welche **Funktion** hat der Kehlkopf?

Antwort: Die anatomische Lage gewährleistet die **Trennung** von **Luft-** und **Speiseweg** und den **Schutz vor Aspiration.** Als Beginn des Tracheobronchialbaumes hat er eine wichtige Aufgabe bei **Atmung** und **Phonation.** Durch seinen Aufbau und seine Beweglichkeit spielt er eine zentrale Rolle beim **Schlucken** und den damit verbundenen Reflexen. Erkrankungen spiegeln sich in kombinierten Defiziten und Störungen der Respiration, der Phonation und der Schluckfunktion wider.

Frage: Wie unterscheidet sich der **männliche** vom **weiblichen Kehlkopf?**

Antwort: Beim Mann kommt es während des präpubertären Wachstumsschubes zu einer hormonell getriggerten Änderung der Proportionen: Die Stimmlippen verlängern sich um etwa 10 mm auf ca. 20–30 mm und der Winkel zwischen den Platten des Schildknorpels nimmt etwa 90° ein, so dass die Prominentia laryngis als Adamsapfel regelmäßig zu tasten ist. Der weibliche Kehlkopf verbleibt in den Proportionen des präpubertären Kindes: Es findet sich ein weiter Winkel mit etwa 120° und die Stimmlippenlänge umfasst lediglich 14–20 mm.

Frage: Wie gliedert sich der Larynx anatomisch? Wo findet sich der **Sinus Morgagni?**

Antwort: Allgemein wird der Larynx in drei Etagen gegliedert:
- **Supraglottische Region:** Epiglottis, Taschenfalten, aryepiglottische Falten
- **Glottisraum:** Stimmlippen und etwa 5–10 mm unterhalb des freien Stimmlippenrandes
- **Subglottische Region:** kaudal des Glottisraumes bis zum laryngotrachealen Übergang

Der Morgagni-Raum beschreibt den engen **Ventriculus laryngis,** der zwischen den Taschenfalten und der Stimmlippenebene liegt.

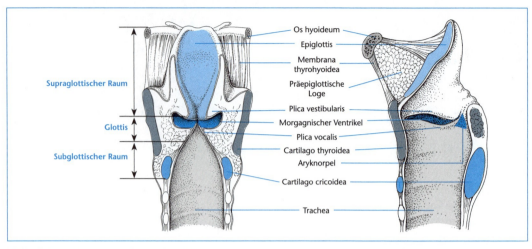

Abb. 7.1: Anatomie des Larynx [2]

? Frage: Wie sieht der **Lymphabfluss** des Kehlkopfes aus?

Antwort: Auch bezüglich der laryngealen lymphogenen Versorgung bietet sich die Einteilung des Kehlkopfes in drei Etagen an. Die mittlere Etage mit den Stimmlippen ist fast frei von Lymphgefäßen. Die **supraglottische Etage** drainiert aus dem relativ großen supraglottischen Kapillarnetz in prälaryngeale und tiefe juguläre Lymphknoten im Bereich der Gefäßscheide. Die **subglottische Etage** mit einem weniger dicht ausgeprägten Kapillarnetz findet ihren Abfluss in die prä- und paratrachealen sowie tiefen jugulären Lymphknoten.

? Frage: Beschreiben Sie bitte die **knorpeligen Strukturen** des Kehlkopfgerüsts.

Antwort: Der **Schildknorpel,** der sich kranial und dorsal zum Hypopharynx öffnet, ist kaudal über Drehgelenke mit dem zirkulären **Ringknorpel** verbunden. Dieser ist wie ein Siegelring geformt, dessen Siegelplatte nach hinten gerichtet ist. Kaudal des Ringknorpels schließt sich die Trachea an: Oft ist die erste hufeisenförmige Trachealspange sogar mit dem Knorpel seiner Unterplatte verbunden. Die pyramidenförmigen Stellknorpel **(Aryknorpel)** sind beidseits mit der Ringknorpeloberkante gelenkig verbunden. Die dritte knorpelige Struktur, die an der Bildung des Kehlkopfgerüstes beteiligt ist, stellt die üblicherweise löffelförmige **Epiglottis** dar, die mit ihrem Stiel am Schildknorpel inseriert und über Bänder mit dem knöchernen, bogenförmigen Zungenbein verbunden ist.

Frage: Welche **histologische** Entität findet man im Kehlkopfinneren?

Antwort: Während der Kehlkopfeingang und die linguale Vorderfläche der Epiglottis noch von einem mehrschichtigen unverhornten **Plattenepithel** bedeckt sind, findet sich im übrigen Kehlkopfbereich ein **mehrreihiges Flimmerepithel** mit Becherzellen. Dadurch kann ein reinigender Mukosastrom, aber auch eine Befeuchtung der beanspruchten Strukturen aufrechterhalten werden. Einzige Ausnahme stellen die Stimmlippen dar, die mit einem mehrschichtigen unverhornten **Plattenepithel,** das sich mit höherem Lebensalter und chronischen Reizzuständen in gewissem Grad im Kehlkopfinneren ausdehnt, überzogen sind.

Frage: Wie erfolgt die **sensible Innervation** des Larynx?

Antwort: Die sensible Innervation wird komplett durch Äste des **N. vagus** gewährleistet: Bis zur Glottisebene versorgt der **N. laryngeus superior** und kaudal davon der **N. laryngeus inferior** (N. recurrens) die Schleimhaut des Larynx.

Frage: Gehen Sie bitte auf die **äußeren Kehlkopfmuskeln** und ihre Zugrichtung ein.

Antwort: Zu den **äußeren Kehlkopfmuskeln** gehört im engeren Sinn nur ein einziger Muskel: der **M. cricothyreoideus,** der vom **N. laryngeus superior** innerviert wird. Als äußerer Stimmlippenspanner bewirkt er eine passive Vorspannung der Stimmlippen durch eine Kippbewegung zwischen Ring- und Schildknorpel (crico-thyreoideal). Seine Lähmung führt zu einer heiseren, kraftlosen Stimme. Des Weiteren wird der Larynx durch Muskeln umgeben, die an seiner Senkung, Fixation und Hebung beteiligt sind. Auch diese können zu den äußeren Kehlkopfmuskeln gezählt werden:
- **M. constrictor pharyngis inferior** mit Pars thyreopharyngea und Pars cricopharyngea: Fixation und Rückwärtsbewegung des Kehlkopfes
- **M. stylopharyngeus:** Hebung des Pharynx und Kehlkopfes
- **M. sternothyreoideus:** Senkung des Kehlkopfes; zusätzlich führt eine Kippung des Schildknorpels zu einer passiven Entspannung der Stimmlippen
- **M. thyreohyoideus:** Hebung des Kehlkopfes bzw. Zug des Zungenbeins zum Kehlkopf

? Frage: Wie werden die **inneren Kehlkopfmuskeln** innerviert? Was ist ihre Aufgabe?

> ✚ **innere Kehlkopfmuskeln:** ein Öffner, drei Schließer und ein Stimmlippenspanner.

Antwort: Die inneren Kehlkopfmuskeln werden komplett durch den **N. laryngeus inferior** innerviert. Die Aufgaben gliedern sich in **Stimmlippenspanner, -öffner** und **-schließer:**

- **M. cricoarytaenoideus posterior** (= M. posticus): einziger Öffner der Stimmritze. Die beidseitige Lähmung führt zu Atemnot.
- **M. thyroarytaenoideus** (= M. vocalis): Spannung der Stimmlippen. Eine beidseitige Lähmung ergibt das Bild eines ovalen Glottisspaltes („Internus- oder Vocalisschwäche").
- **M. cricoarytaenoideus lateralis:** Verschluss des vorderen Stimmlippendrittels
- **M. arytaenoideus transversus:** Verschluss des hinteren Stimmlippendrittels
- **M. arytaenoideus obliquus:** Verschluss der Stimmlippen

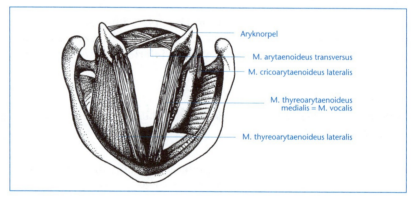

Abb. 7.2: Kehlkopfschnitt (von oben gesehen) [1]

? Frage: Wie schützt sich der Körper vor einer **Fremdkörperaspiration** in die Lunge?

Antwort: Bei Fremdkörperkontakt mit der supraglottischen Schleimhaut wird ein reflektorischer **Stimmlippenschluss** verbunden mit einem inspiratorischem **Atemstillstand** und **Hustenstoß** ausgelöst. Die Information wird über den N. laryngeus superior nach zentral vermittelt. Als unerwünschten Nebeneffekt kann die laryngeale Schleimhautreizung darüber hinaus zu vagovasalen Reflexvorgängen mit Arrhythmien oder Synkopen führen.

Merke: Zur korrekten Überprüfung der **Schluckfunktion** gehört somit auch die Prüfung der Sensibilität der Epiglottis und der supraglottischen Strukturen, um eine nachhaltige Aussage über das **Aspirationsrisiko** treffen zu können.

7.2 Status und Untersuchung

Frage: Schildern Sie die Unterschiede zwischen **indirekter Laryngoskopie**, **Lupenlaryngoskopie** und **direkter Laryngoskopie**.

Antwort: Diese drei Untersuchungsmethoden erlauben jeweils die Diagnostik der laryngealen Strukturen unter Sicht.

- Bei der **indirekten Laryngoskopie** wird mit Hilfe einer Lichtquelle und einem in den Oropharynx eingebrachten Spiegel der Kehlkopf **seitengleich,** aber **spiegelverkehrt** abgebildet.
- Die **Lupenlaryngoskopie** wird mit Hilfe eines **starren Endoskops** mit eingebautem Winkel des Strahlenganges von 90° und einer Vergrößerung vorgenommen. Sie erlaubt die **korrekte Sicht** auf den Hypopharynx und den Kehlkopf. Die Epiglottis bildet sich vorne ab und die hintere Kommissur mit dem Aryknorpeln hinten.
- Bei der **direkten Laryngoskopie** wird der Kehlkopf direkt mit einem starren Rohr von transoral unter Aufladen der Epiglottis aufgesucht. Diese Untersuchung kann auch mit Hilfe eines Mikroskops **(Mikro-**

✚ Das sanfte **Herausziehen der Zunge** verbessert durch Zungengrundverlagerung den Blick auf die Stimmlippen.

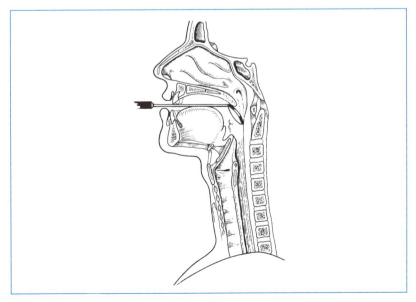

Abb. 7.3: Indirekte Laryngoskopie [2]

laryngoskopie) durchgeführt werden und erlaubt gleichzeitig therapeutische Eingriffe an den untersuchten Strukturen. Diese invasivere Methode wird in der Regel in **Vollnarkose** durchgeführt.
- Eine **flexible transnasale Endoskopie** erlaubt auch bei eingeschränkter Kieferöffnung oder starkem Würgereiz ein detailliertes Bild des Kehlkopfes.

? Frage: Worauf achten Sie bei der Spiegeluntersuchung der Stimmlippen?

Antwort: Der Spiegelbefund der Stimmlippen erlaubt Aussagen über **Form, Oberflächenstruktur** und **Farbe** der Stimmlippen, der Supraglottis mit den Taschenfalten, der übrigen Kehlkopfschleimhaut und der Epiglottis (☞ Abb. 7.4 im Farbteil). Die **Grundbeweglichkeit** der Stimmlippen, der Aryknorpel und insbesondere die Schließfunktion werden in Respirations- und Phonationsstellung untersucht. Genauere Aussagen über die Stimmlippenschwingung lassen sich durch eine stroboskopische Untersuchung treffen.

! Merke: Der Begriff **Stimmband** beschreibt nur das Lig. vocale, während die **Stimmlippen** das Lig. vocale, die betreffende Schleimhaut und den M. vocalis beinhalten. Oft werden diese beiden Begriffe aber fälschlicherweise synonym gebraucht.

? Frage: Ist ein **Röntgenbild** des **Kehlkopfes** sinnvoll? Wann sehen Sie eine **Indikation**?

Antwort: Die Indikation für ein Röntgenbild ist z. B. bei der Darstellung einer **Fraktur** des Kehlkopfskeletts oder eines vermuteten **Fremdkörpers** gegeben. Die Röntgenaufnahme wird im seitlichen Strahlengang durchgeführt, um Artefakte durch die dorsal liegende Wirbelsäule zu vermeiden. Sensitiver ist aber eine hochauflösende **CT** zur Beurteilung der glottischen Strukturen. Eine **MRT** ist die Methode der Wahl bei raumfordernden Prozessen der Supra- und Subglottis.

7.3 Erkrankungen des Larynx

? Frage: Was wissen Sie über **Laryngozelen**?

Antwort: Es handelt sich um sackförmige, meist unilaterale **Ausstülpungen des Sinus morgagni** (Ventriculus laryngis). Nach Zange werden **innere, äußere** und **kombinierte Laryngozelen** unterschieden. Die Ausbreitung innerer Laryngozelen findet sich meist in Richtung Plica aryepiglottica. Symptome sind Dyspnoe mit Stridor, Dysphonie und Dysphagie. Bei äußeren Zelen, die sich in die Halsweichteile vorarbeiten, dominiert neben diesen Symptomen die kosmetisch störende Schwellung als sog. „Blähhals". Laryngozelen können **angeboren** oder **erworben** sein. Aktivitäten, die mit hohem laryngealen Druck verbunden sind, wie z.B. bei Blasmusikern, sprechen im Einzelfall für eine erworbene Fehlbildung.

Frage: Wie sieht das Bild einer **akuten Epiglottitis** aus? Nennen Sie den häufigsten Erreger.

Antwort: Die akute Epiglottitis ist eine hochfieberhafte Entzündung des Pharynx und Kehlkopfeinganges. Am häufigsten handelt es sich um eine Infektion durch **Haemophilus influenzae Typ B,** seltener sind Staphylokokken und Pneumokokken beteiligt. Durch die **supraglottische Schwellung** mit starken Schluckschmerzen, inspiratorischem Stridor und kloßiger Sprache als Kardinalsymptome kommt es zu einer **respiratorischen Obstruktion,** die innerhalb kurzer Zeit zu **Asphyxie** und Erstickungstod führen kann.

Frage: Welche Erkrankung ist besonders im Kindesalter von der akuten Epiglottitis abzugrenzen?

Antwort: Die **subglottische Laryngitis** ist oft schwierig von der akuten bakteriellen Epiglottitis abzugrenzen. Es handelt sich um eine **viral** bedingte Schleimhautschwellung unterhalb der Glottisebene, die durch eine hochrote und verdickte Epiglottis imponiert. Im Mittelpunkt der subglottischen Laryngitis **(Pseudokrupp)** steht ein trockener, bellender Husten mit inspiratorischem Stridor, der bei entzündlicher Mitbeteiligung der Stimmlippen auch eine exspiratorische Komponente bekommt und dann mit einer heiseren Stimme verbunden ist. Auch hier kann es abhängig von der Schwere der Atemwegsobstruktion zu **Zyanose** und Atemnot kommen, ein Ersticken droht aber selten.

Frage: Was muss bei der **Untersuchung** von Kleinkindern bei Verdacht auf eine **akute Epiglottitis** unbedingt beachtet werden?

Antwort: Die in dieser Altersgruppe per se sanft und subtil durchzuführende Untersuchung ist bei Verdacht auf eine akute Epiglottitis noch behutsamer zu vollziehen, um einen **reflektorischen Laryngospasmus** mit Erstickungsanfall im Zuge einer allzu forschen Mund- und Racheninspektion zu vermeiden.

? **Frage:** Erläutern Sie Unterschiede zwischen der akuten Epiglottitis und dem Pseudokrupp.

Antwort: Die Differentialdiagnose zwischen diesen beiden Erkrankungen, die mit akuten Beschwerdebildern einhergehen, ist aufgrund der Lokalisation und Inzidenz schwierig:

akute subglottische Laryngitis (Pseudokrupp)	akute Epiglottitis (Supraglottitis)
viral: Parainfluenza-Viren, Influenzaviren, RS-Viren	bakteriell: Haemophilus influenzae Typ B
1.–5. LJ	2.–6. LJ
trockener, bellender Husten	wenig Husten, aber fulminanter Verlauf mit heftigem Schmerz, starkem Speichelfluss und Schluckstörungen, kloßige Sprache
inspiratorischer Stridor und Atemnot	inspiratorischer Stridor und Atemnot
subfebril	hohes Fieber, Leukozytose
subglottische Raumforderung	hochrote, ödematöse Schwellung der Epiglottis

Tab. 6.2: Differentialdiagnose zwischen subglottischer Laryngitis und Epiglottitis

? **Frage:** Welche **Therapie** führen Sie bei diesen dramatischen Krankheitsbildern durch?

➕ Bei Kindern unter 3 Jahren ist der subglottische Tracheabereich die engste Stelle des kindlichen Respirationstraktes. Eine zirkuläre Schwellung von nur 1 mm verengt das Lumen um etwa 70%!

Antwort: Allgemein steht die **Sicherung** der **Vitalfunktion** im Vordergrund der Behandlung. Besonders bei der akuten Epiglottitis ist die Intubation und milde Sedierung der kleinen Patienten frühzeitig zu erwägen. Eine temporäre Tracheotomie ist bei beiden Krankheiten nur als Notfallmaßnahme anzusehen. **Inhalation,** ausreichende **Flüssigkeitszufuhr, Antiphlogistika** und **Steroide** können den Krankheitsverlauf mildern. Mittel der Wahl ist bei der akuten Epiglottitis eine hochdosierte **Antibiose.** Die subglottische Laryngitis kann den Einsatz von Breitbandantibiotika zur Prophylaxe einer bakteriellen Sekundärinfektion rechtfertigen.

? **Frage:** Sie nannten die Laryngitis subglottica acuta auch **Pseudokrupp.** Wissen Sie, welche Symptome der **echte Krupp** hervorruft?

Antwort: Die Symptome gleichen einander, was schon die Ähnlichkeit der Namen impliziert. Der echte Krupp ist eine Stenosierung der oberen Atemwege im Rahmen einer **Diphtherie.** Die Obstruktion ist hier weniger durch eine entzündliche Schleimhautschwellung, sondern durch fest aufsitzende **Pseudomembranen** und **Beläge** bedingt. Charakteristisch ist ein **süßlicher Mundgeruch.** Gemeinsame Kardinalsymptome sind ein **trockener bellender Husten** mit Heiserkeit und der **inspiratorische Stridor.** Die Behandlung des echten Krupps erfordert die rasche Gabe von Diphtherie-Antitoxin und Penicillin G.

✚ Die Diphtherie und die akute Epiglottitis können durch Schutzimpfung, die vom Bundesgesundheitsamt ausdrücklich empfohlen wird, vermieden werden.

Frage: Wie äußern sich Veränderungen wie **Reinke-Ödem, Kehlkopfpolyp** und **Schreiknötchen** auf Ebene der Stimmlippen? Was kann diese Veränderungen auslösen?

Antwort: Symptom dieser benignen Raumforderungen im Bereich der Glottis ist eine meist als unangenehm empfundene **Stimmveränderung,** die durch eine Störung der sinusförmigen Schwingung der Stimmlippenschleimhaut bedingt ist. Ursache ist der **unangepasste, exzessive Stimmgebrauch.** Zusätzliche **Noxen** wie Sodbrennen und eine konsekutive Laryngitis posterior oder Nikotinabusus erhöhen die Vulnerabilität der beanspruchten Schleimhaut.

Frage: Charakterisieren Sie die angesprochenen Veränderungen ein wenig näher.

Antwort: Beim **Reinke-Ödem** kommt es durch Flüssigkeit im subepithelialen Spalt, d.h. im Reinke-Raum der Stimmlippe, zu überwiegend beidseitig ausgeprägten, lappigen, polypös-ödematösen Stimmlippen, die in der Rima glottidis bei Phonation oder forcierter Respiration flattern (☞ Abb. 7.5 im Farbteil). Die heisere Stimme hat einen tiefen und rauen Charakter, ein inspiratorischer Stridor durch Atembehinderung tritt nur in Einzelfällen auf. Im Mittelpunkt der Behandlung steht die chirurgische Entfernung des Ödems unter maximaler Schonung der Epithelstrukturen der Stimmlippe. Ein **Stimmlippenpolyp** findet sich meist in der vorderen Hälfte der Stimmlippe einer Seite. Bilaterales oder multiples Auftreten wird lediglich in 10% der Fälle beschrieben. Es handelt sich um eine hyperplastische, z.T. hämorrhagisch-ödematöse Raumforderung, die gestielt oder breitbasig von den membranösen Stimmlippen ausgeht. Bei ausreichender Größe klagen die Betroffenen nicht nur über störende Heiserkeit, sondern auch über ein Fremdkörpergefühl. Die Polypen liegen überwiegend unilateral am Übergang vom vorderen zum mittleren Drittel der Stimmlippen. Davon abzugrenzen sind die immer doppelseitig auftretenden **Stimmlippenknötchen** am Ort maximaler Belastung korrespondierend auf beiden Stimmlippen. Pathogenetisch ist auch hier die Stimmüberbeanspruchung anzuführen. Das Krankheitsbild ist durch Heiserkeit geprägt und betrifft vorwiegend Frauen. Die Therapie ist üblicherweise kombiniert operativ-konservativ und schließt eine logopädische Stimmrehabilitation unbedingt mit ein. Bei Kindern werden diese Phonationsknötchen als **Schreiknötchen** bezeichnet.

Frage: Über welche **Intubationstraumen** müssen Sie den Patienten präoperativ aufklären?

Antwort: Bei Intubationen oder auch endoskopischen Eingriffen kann es zu **Schleimhautraumen** oder **-defekten,** Granulomen der Stimmlippen und Luxationen der Aryknorpel kommen. Relevante Stimmlippenüberdehnungen oder gar ein -abriss stellen eine sehr seltene Komplikation dar. Eine **Drucknekrose** kann durch einen zu stark geblockten Cuff oder eine falsch gewählte Tubusgröße entstehen. Eine einmal eingetretene Perichondritis führt oft zu **Strikturen** und glottischen oder subglottischen **Stenosen.** Eine seltene Gelenkankylosierung im Bereich des Kehlkopfes oder eine Knorpelnekrose sind gefürchtet.

Fallbeispiel: Eine 32-jährige Patientin klagt postoperativ nach durchgeführter subtotaler Strumektomie über erheblichen Stridor. Was sind Ihre Sofortmaßnahmen als diensthabender Arzt? Welche Langzeittherapie leiten Sie ein?

Antwort: Die geschilderte Anamnese legt den V.a. eine **beidseitige Schädigung des N. recurrens** nahe. Nach Prüfung und Bestätigung steht die Indikation zur sofortigen **Intubation** bzw. sogar Anlage eines **Tracheostomas** unter Nutzung von Sprechkanülen selbst dann, wenn auf eine Erholung des Nervs gehofft werden darf. Verbessert sich die Situation der beidseitigen Rekurrensparese auch nach adäquater Wartezeit (6–12 Monate) nicht, sollte die **Erweiterung der Glottis** durch Lateralfixation einer Stimmlippe oder durch laserchirurgische Aryknorpelresektion angeboten werden, um den Luftröhrenschnitt zu verschließen. Eine zusätzliche **phoniatrisch-logopädische Therapie** kann den Patienten zu jedem Zeitpunkt unterstützen.

Frage: Erläutern Sie die Stellungsmöglichkeiten der **Stimmlippe** bei **Rekurrensparese.**

Antwort: Durch Schädigung **des N. laryngeus inferior** kommt es zu einem Überwiegen der Stimmlippenschließer mit **Paramedianstellung.** Typisches Symptom ist hier Heiserkeit bei nur geringer Atemnot. Wenn die kontralaterale Stimmlippe über die Medianlinie hinaus adaptiert und somit in Phonationsstellung nur ein sehr enger Spalt verbleibt, liegt eine **Kompensationstellung** vor. Sie führt erst bei langer stimmlicher

Beanspruchung zu Heiserkeit. Tritt eine Atrophie der muskulären Anteile der Stimmlippen ein, resultiert die sog. **Kadaverstellung,** die durch hohen Luftverbrauch und eine deutliche Heiserkeit geprägt ist.

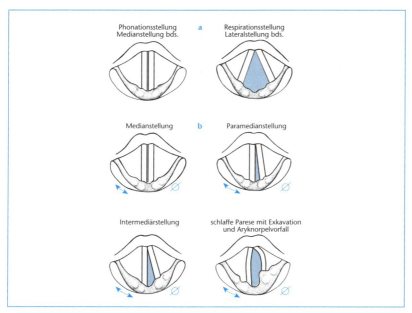

Abb. 7.6: Stimmlippenstellung [1]

Frage: Klagt der Patient bei einem **Ausfall** des **N. laryngeus superior** über eine stärkere Dyspnoe?

Antwort: Handelt es sich um eine Schädigung N. laryngeus superior, kommt es zu einer **Lähmung des M. cricothyreoideus,** der als einziger Muskel des Kehlkopfes motorisch von diesem innerviert wird. Folge der fehlenden Spannfunktion der Stimmlippe ist eine **kraftlose** und **behauchte Stimme.** Zusätzlich besteht die erhöhte **Gefahr des Verschluckens** und der **Aspiration,** aufgrund der eingeschränkten Schleimhautsensitivität. Eine Atembehinderung entsteht bei einer isolierten Schädigung des N. laryngeus superior nicht.

✚ Die Lähmung des N. laryngeus superior und inferior führt zur **Intermediärstellung,** die durch hohen Luftverbrauch und starke Heiserkeit, nicht aber Atemnot geprägt ist.

Frage: Wie gehen Sie bei einem Zufallsbefund einer **idiopathischen einseitigen Rekurrensparese** vor?

Antwort: Auch wenn die Ursachenabklärung bedingt durch den langen Verlauf des Nervs komplex ist und oft frustran verläuft, muss sie aufgrund möglicher Konsequenzen minutiös durchgeführt werden. Neben der **klinischen Untersuchung** und dem Ausschluss einer lokalen Neoplasie, die unter Stimmlippenparese eine Rekurrensparese imitiert, ist in erster Linie eine umfassende **Anamnese** zu erheben, um zurückliegende Operationen (z. B. Strumektomie) und Kehlkopftraumen (z. B. Intubation) auszuschließen. Auch intrathorakale Erkrankungen wie etwa ein Bronchialkarzinom gilt es insbesondere bei einem linksseitigen Geschehen aufgrund des kaudalen, intrathorakalen Verlaufs des N. recurrens abzuklären. Weiterhin sollte der zervikale (z. B. Ösophagusdivertikel) und zentrale Verlauf mit Hilfe einer **Bildgebung** dargestellt werden: Neben einem rasch durchgeführten Ultraschall des Halses sollte eine CT der Schädelbasis und eine MRT des Halses, die links bis unter den Aortenbogen geschichtet ist, durchgeführt werden.

> **Merke:** Selten kommt es bei idiopathischer Rekurrensparese zu einer Rückkehr der Nervenfunktion, wie z. B. bei einem vorübergehenden Ödem oder einer Einblutung.

? Frage: Gehen Sie bitte auf die **Symptomatik** und grundsätzliche **Therapie** der einseitigen bzw. beidseitigen **Rekurrensparese** ein.

Antwort: Die **einseitige Schädigung** des N. recurrens, der überwiegend die Stimmlippenstellung reguliert, führt zu einer persistierenden Heiserkeit. Abhängig von deren Ausprägung wird durch **Logopädie** versucht, die gesunde Seite zu mobilisieren und eine Kompensationsstellung mit ausreichendem Glottisschluss zu ermöglichen. Bei muskulärer Atrophie der betroffenen Stimmlippe und insbesondere quälender Intermediärstellung, bei der die sprachliche Kommunikation eingeschränkt ist, kann durch eine **operative Medialisierung** und **Straffung** der Stimmlippe die Stimme begünstigt werden.

Bei **beidseitiger Schädigung** mit den Kardinalsymptomen Stridor und Atemnot steht die operative Behandlung im Mittelpunkt. Primär ist meist eine **Tracheotomie** unter Anlage eines Stomas indiziert, im Intervall kann dies durch eine operative Erweiterung der Stimmritze ersetzt werden.

? Frage: Wie stellen Sie die Diagnose einer **Laryngitis acuta?** Behandeln Sie diese antibiotisch?

Antwort: Die typische Klinik mit **Heiserkeit** bis **Stimmversagen** und auch **trockenem Husten** und **lokalen Schmerzen** lenkt den Verdacht auf eine akute Entzündung des Kehlkopfes. Neben diesen klinischen Zeichen basiert die Diagnosestellung auf dem Spiegelbefund: Es zeigen sich **gerötete** und **geschwollene Stimmlippen.**

Eine antibiotische Therapie ist bei der meist viral bedingten Laryngitis acuta nicht sinnvoll. Erst bei V. a. auf eine antibiotische Superinfektion sollte die antibiotische Abschirmung erfolgen. Als **symptomatische Therapie** stehen die Befeuchtung der Atemwege durch Inhalation und antiphlogistische Medikamente zur Verfügung. Zusätzlich ist auf eine konsequente Noxenkarenz (z. B. Allergene, Nikotin) und Stimmschonung zu achten.

> **Merke:** Eine therapieresistente unklare Heiserkeit sollte nach drei Wochen Persistenz HNO-ärztlich bzw. sogar histologisch abgeklärt werden.

Frage: Woran lässt sich eine **chronische Laryngitis** erkennen?

Antwort: Persistieren Symptome einer akuten Laryngitis über Wochen oder sogar Monate, ist von einer Chronifizierung der Entzündungsreaktion auszugehen. Charakteristisch für die chronische Laryngitis ist die **Rötung** und **Verdickung der Stimmlippen** verbunden mit einer **unregelmäßigen Oberfläche**. Auftretende Leukoplakien zwingen den Arzt, ein Karzinom bzw. eine maligne Umwandlung von chronisch entzündeten Zellen per Biopsie auszuschließen.

✚ Wichtigste DD: Larynxkarzinom!

Frage: Was ist die Ursache einer **chronischen Laryngitis**?

Antwort: Bei der Abklärung der Ätiopathogenese ist von einem **multifaktoriellen Geschehen** auszugehen. Hauptverantwortlich für das Auftreten der chronischen unspezifischen Laryngitis sind **inhalative Noxen,** insbesondere Zigarettenrauch oder berufsbedingte Reizstoffe. Ein **aggressives Milieu** durch häufig wechselnde klimatische Verhältnisse oder Staubexposition kann ebenso wie bakterielle und virale **Infekte** einen schwelenden Entzündungsprozess exazerberieren. Spezielle Ursachen wie einen entzündlichen Fokus in der direkten Nachbarschaft (z. B. Sinusitis, Tonsillitis) oder einen extraösophagealen Reflux gilt es auszuschließen.

Frage: Wie erfolgt die Einteilung **maligner Larynxtumoren**?

Antwort: Maligne Kehlkopftumoren werden anhand ihrer Lage, Ausbreitung und histologischen Entität eingeteilt. Zu etwa 90–95% handelt es sich um verhornende und nicht verhornende **Plattenepithelkarzinome**. Seltene Tumore sind, neben einigen Raritäten, das **Adenokarzinom** sowie verruköse und undifferenzierte Karzinome. Topographisch werden die Larynxkarzinome in **supraglottische, glottische** und **subglottische** Karzinome unterteilt.

? **Frage:** Welchen Stellenwert hat das **Larynxkarzinom** und wie entsteht es?

Antwort: Das Larynxkarzinom ist das **häufigste Malignom im HNO-Bereich.** Die Inzidenz ist in Deutschland mit 6–8 Erkrankten pro 100000 Einwohner sehr hoch. Eine maligne Umwandlung der Kehlkopfschleimhaut ist meist auf eine **langjährige Schädigung** und **chronische Entzündungsreaktion** zurückzuführen. Hauptnoxe und damit bedeutendstes Karzinogen ist der Zigarettenkonsum, infolge dessen es zu Plattenepitheldysplasien kommt. Auch die Exposition z. B. mit Teer, Asbest, hochprozentigen Alkoholika und ionisierender Strahlung scheinen eine bedeutende Rolle zu spielen. Man muss davon ausgehen, dass jede Epithelschädigung und Leukoplakie im Sinne der **Multistep-Theorie** schrittweise über die Dysplasie in ein Carcinoma in situ und schließlich unter Infiltration der Basalmembran in ein invasives Karzinom übergehen kann. Darüber hinaus gibt es aber auch Geschwüre, die unter Umgehung dieses stadienhaften Wachstums **direkt** eine Malignität mit lokaler Invasivität und Neigung zur Metastasierung entwickeln.

? **Frage:** Welche **Symptome** sind typisch für ein **Larynxmalignom?**

Antwort: Die Beschwerden ähneln den Symptomen einer chronischen Laryngitis. Abhängig von **Lage** und **Größe** des Tumors dominieren **Heiserkeit,** unspezifisches Fremdkörper- oder **Globusgefühl,** lokale oder in ein Ohr ausstrahlende **Schmerzen, Husten** und selten **Dysphagie.** Als Spätsymptome treten **Atemnot** und **Hämoptoe** auf. Allgemein ist festzustellen, dass **glottische Tumoren** gegenüber den anderen Lokalisationen durch eine rasche Einschränkung der Stimmlippenbeweglichkeit mit Heiserkeit auffallen und noch in Frühstadien diagnostiziert werden können.

? **Frage:** Wie sieht der **therapeutische Ablauf** eines Larynxmalignoms aus?

✚ Bei der Behandlung des Larynxkarzinoms hat die **Chemotherapie** z.Zt. eine untergeordnete adjuvante bzw. neoadjuvante Rolle.

Antwort: Auch wenn es für die Therapie des Larynxmalignoms keinen standardisierten Ablauf gibt, ähnelt sich der therapeutische Ablauf unabhängig von der Lokalisation. Nach Stellung der Verdachtsdiagnose ist eine rasche **Probeexzision** im Rahmen einer MLS (Mikrolaryngoskopie) bzw. einer Panendoskopie mit anschließender Histologie anzustreben. Oft ist vor diesem Eingriff eine **Bildgebung** indiziert, um Informationen über Tiefeninfiltration und Tumorausdehnung zu gewinnen. Diese wird bei glottischen Karzinomen vorzugsweise durch eine CT und bei supra- und subglottischen durch eine MRT durchgeführt. Parallel wird im Rahmen des **Tumorstagings** nach lokoregionären Tochtergeschwülsten und Fernmetastasen gesucht. Ziel der Therapie ist, unter maximal möglichem Erhalt der Kehlkopffunktion das erkrankte Gewebe sicher zu entfernen bzw. abzutöten. **Chirurgisch** werden Larynxteilresektionen bis zur Laryngektomie durchgeführt, meist unter Mitentfernung der regionären Lymphknoten. Die **Radiotherapie** wird häufig additiv eingesetzt, je nach den Gegebenheiten ist sie aber auch alternativ möglich. Auch wenn die höchste Heilungsrate durch eine vollständige Laryngektomie mit beidseitiger Neck-dissection zu erzielen ist, müssen in jedem Fall kehlkopferhaltende Alternativen abgewogen und mit dem Patienten besprochen werden.

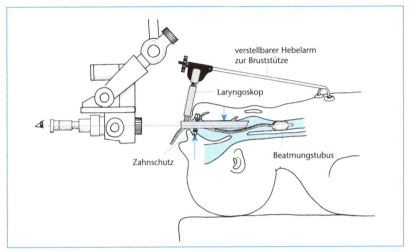

Abb. 7.7: Mikrolaryngoskopie nach Kleinsasser [2]

Frage: Wo erwarten Sie die **Metastasen** eines **Larynxkarzinoms**?

Antwort: Die Absiedlung von Tochtergeschwülsten erfolgt überwiegend **lymphogen.** Von großer Bedeutung ist die Lokalisation des Primärtumors:
- **Glottische Tumore,** die meist früh diagnostiziert werden, metastasieren aufgrund der spärlichen Lymphversorgung der Stimmlippenebene sehr selten.
- **Supraglottische Karzinome** dagegen führen oft zu bilateralen Metastasen in den oberen und mittleren jugulären Lymphknoten.
- **Subglottische Tumoren** zeigen, auch aufgrund der meist erst späten klinischen Diagnosestellung bei fortgeschrittenem Tumorwachstum, eine paratracheale, prälaryngeale und juguläre Metastasierung.

Fernmetastasen sind beim Larynxkarzinom relativ selten, können aber z. B. in Lunge, Knochen und Leber vorkommen.

Frage: Nennen Sie Gründe für die ungünstigere Prognose von **supraglottischen Larynxkarzinomen** im Vergleich zu glottischen Karzinomen.

Antwort: Supraglottische Karzinome haben eine relativ schlechte Prognose, weil sie klinisch erst spät, d.h. in einem fortgeschrittenen Stadium erkannt werden. Heiserkeit tritt normalerweise erst bei Übergreifen auf eine Stimmlippe auf. Zu diesem Zeitpunkt hat oft eine **Tumorinvasion** in den präepiglottischen, paraglottischen und pharyngealen Raum stattgefunden. Auch eine **lymphogene Metastasierung** ist bei Diagnosestellung in etwa 40% schon festzustellen. Kann eine stimmerhaltende Operation verantwortet werden, wird eine supraglottische Laryngektomie (Kehlkopfteilresektion) unter Erhalt der Glottisebene und der Aryregion durchgeführt.

Frage: Kennen Sie den Begriff „**Delphi-Lymphknoten**"?

Antwort: In Anlehnung an das Orakel von Delphi wurden den **prälaryngealen Lymphknoten** prognostische Aussagen zugeschrieben. Das Auftreten von vergrößerten, metastasenverdächtigen Lymphknoten, die besonders bei subglottischen Karzinomen zu finden sind, ist ein **prognostisch schlechtes Zeichen** und weist auf ein bereits ausgedehntes Tumorwachstum hin.

Frage: Nennen Sie Möglichkeiten der **Stimmrehabilitation** nach **Laryngektomie**.

Antwort: Neben den klassischen Ersatzmechanismen durch Taschenfaltenstimme, elektronischen Sprechhilfen, Flüsterstimme, operativ angelegte Neoglottisfisteln und Ösophagusersatzsprache bieten **Stimmprothesen** eine effiziente Ersatzsprache. Hierbei wird Luft durch ein Ventil in den oberen Ösophagus geleitet, die dort zu Schleimhautvibrationen führt und eine Stimmbildung bewirkt. Die Stimmqualität ist gut und die Technik relativ rasch erlernbar. Zusätzlich sollten Laryngektomierte aber auch in dem Umgang mit der **Ösophagusersatzsprache** (Ructussprache) vertraut gemacht werden, die ohne technische Hilfsmittel auskommt. Unterstützend wirkt bei jeder Stimmrehabilitation logopädische und psychologische Hilfe.

8 Trachea

8.1 Grundlagen

Frage: Stellen Sie **Aufbau** und **Länge** der Trachea dar.

Antwort: Die Luftröhre ist etwa **10–15 cm** lang und erhält ihre Form durch 16–20 **hufeisenförmige Knorpelspangen,** die ein Kollabieren der Wände während des Atemzugs verhindern. Sie beginnt am Unterrand des Larynx und endet kaudal mit der **Bifurkation,** in der sie sich auf Höhe des 6. Brustwirbelkörpers in die zwei Hauptbronchien gabelt. Hauptaufgabe ist der Lufttransport mit Reinigung, Erwärmung und Befeuchtung der inspirierten Luft.

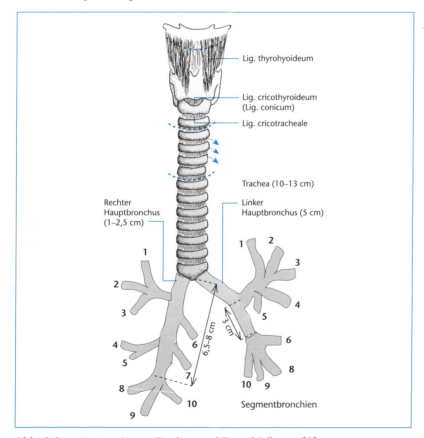

Abb. 8.1: Anatomie von Trachea und Bronchialbaum [2]

Frage: Wie wird die **tracheale Schleimhaut** ernährt?

Antwort: Die tracheale Schleimhaut wird hämatogen über Endäste der **A. thyreoidea superior** und **A. thyreoidea inferior** versorgt, die in der Tracheahinterwand längs verlaufen und die jeweilige Ebene durch zirkuläre Gefäßnetze erreichen. Geschützt ist diese dorsale Pars membranacea nach hinten durch den anliegenden Ösophagus und seitlich durch die jeweils umschließenden Enden der hufeisenförmigen Trachealknorpel. Der Knorpel selbst wird über das Perichondrium durch Diffusion ernährt.

Merke: Der Ringknorpel ist die einzige starre, zirkuläre Struktur der Atemwege, die sich bei Druck nicht ausdehnen kann. Deshalb ist die Gefahr von Traumen, auch intubationsbedingt, groß und es können sich im Intervall narbige Stenosen ausbilden.

8.2 Status und Untersuchung

Frage: Wie untersuchen Sie die Trachea?

Antwort: Aufgrund ihrer Lage ist eine direkte, vollständige Untersuchung der Luftröhre am wachen Patienten nicht möglich. Durch **Inspektion** und **Palpation** von außen lassen sich erste Rückschlüsse auf Form und Funktion ziehen. Auch bei der **indirekten Laryngoskopie** mit einem Kehlkopfspiegel oder einem flexiblen Endoskop gewinnt man erste Einblicke in den subglottischen Raum und die Trachea. Diese noninvasiven Methoden haben einen limitierten Informationsgehalt. Eine sichere Inspektion der Schleimhautverhältnisse mit der Möglichkeit der diagnostischen und therapeutischen Intervention bietet die **Tracheoskopie.** Sie kann starr und flexibel durchgeführt werden, erfordert aber eine Anästhesie, ggf. sogar eine Vollnarkose.

8.3 Erkrankungen der Trachea

Frage: Nennen Sie Kardinalsymptome trachealer Erkrankungen am Beispiel der **Tracheomalazie** und führen Sie dieses Krankheitsbild etwas näher aus.

Antwort: Dyspnoe und **Stridor** sind die auffälligsten und überwiegenden Symptome trachealer Erkrankungen. Bei der Tracheomalazie kollabiert die Luftröhre während der Inspiration, da die zu weichen Trachelspangen dem entstehenden negativen Druck nicht Stand halten

8.3 Erkrankungen der Trachea

können. Es handelt sich um eine seltene Erkrankung, die gehäuft bei **Frühgeborenen** auftritt. Differentialdiagnostisch ist eine verminderte Wandinstabilität durch externen Druck wie eine komprimierende Gefäßanomalie zu bedenken, die zu in- und exspiratorischem Stridor führt. Im Einzelfall muss eine Intubation bzw. die Tracheotomie frühzeitig erwogen werden. Im Zuge der Entwicklung und Knorpelausreifung zeigen die malazischen Anteile eine Tendenz zur Stabilisierung.

> **Fallbeispiel:** Lassen Sie uns über **tracheale Fehlbildungen** diskutieren. Welche Verdachtsdiagnose haben Sie bei einem zyanotischen Neugeborenen, das Ihnen mit den Beschwerden schaumiges Sekret im Mund, überblähtes Abdomen und Verdacht auf eine Aspirationspneumonie vorgestellt wird? Was sind Ihre ersten Schritte?

Antwort: Dieses Krankheitsbild könnte sich durch eine **ösophagotracheale Fistel** bei **Ösophagusatresie** erklären lassen. Weitere Hinweise könnte der Versuch einer vorsichtigen **Sondierung** des Ösophagus geben. Die Diagnose einer Atresie wird letztendlich über eine **Röntgenaufnahme** des Thorax und Abdomens bzw. Kontrastmittelverfahren gestellt. Dort zeigt sich dann auch, welche Form der angeborenen Ösophagusatresien vorliegt. Mit Abstand am häufigsten (80–90%) tritt eine distale ösophagotracheale Fistel bei proximaler Ösophagusatresie auf. Pathogenetisch wird diese Fehlbildung durch den ausbleibenden Verschluss des ösophagotrachealen Septums erklärt. Therapeutisch ist die **rasche operative Rekonstruktion** anzustreben. Bis dahin sind die Patienten intensivmedizinisch zu betreuen. Die Ernährung erfolgt parenteral. Zur Vermeidung von Aspirationen müssen die kleinen Patienten auch nachts im Krankenbett sitzen.

> **Frage:** Schildern Sie die Höhe der Zugänge bei **Tracheotomie** und **Koniotomie**!

Antwort: Beide Verfahren schaffen eine direkte Verbindung zwischen der Halshaut und dem Atmungssystem, die der Respiration bzw. Ventilation des Patienten dient.

- **Koniotomie:** Eröffnung des **Lig. cricothyrodieum** (= Lig. conicum) zwischen Schild- und Ringknorpel.
- **Tracheotomie:** Am häufigsten wird die **mittlere Tracheotomie** durchgeführt. Hier erfolgt der Zugang zur Luftröhre unter Umstechung des Schilddrüsenisthmus. Der Hautschnitt wird in der Mitte zwischen Ringknorpel und Jugulum angelegt. Ein höherer Zugang, wie bei der **oberen Tracheotomie** kranial der Schilddrüse, birgt die Gefahr einer Ringknorpelverletzung. Bei einer **unteren Tracheotomie** zwischen Schilddrüse und Manubrium sterni kann es bei oft engen anatomischen Verhältnissen zu erhöhten Komplikation mit In-

fektion des Mediastinums und Arrosionsblutungen tief liegender Gefäße (z. B. Truncus brachiocephalicus) kommen.

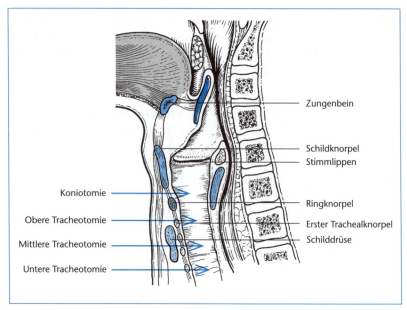

Abb. 8.2: Koniotomie und Tracheotomie [2]

? Frage: Nennen Sie **Indikationen** der **Tracheotomie** und **Koniotomie**!

✚ Im Kindesalter ist jede Tracheotomie durch die Nähe und mögliche Verletzung des Ringknorpels mit der erhöhten Gefahr der Perichondritis und einer späteren subglottischen Stenose verbunden.

Antwort: Die **Koniotomie** bleibt dem lebensbedrohenden Notfall vorbehalten. Sie ist nur indiziert, wenn kein anderer Zugang wie eine Intubation oder Tracheotomie möglich erscheint. Zur Verhinderung von Ringknorpelstenosen durch eine Perichondritis ist als Ersatz so bald wie möglich eine Tracheotomie durchzuführen. Die klassische Indikation der **Tracheotomie** ist eine manifeste Stenose des Kehlkopfes oder der oberen Trachea. Darüber hinaus wird sie als Notfalleingriff bei Befunden durchgeführt, bei denen eine Intubation nicht mehr möglich ist. Als Elektiveingriff kommt sie bei Operationen, die eine postoperative glottische oder subglottische Stenose erwarten lassen, und bei langzeitbeatmeten Patienten infrage, um eine direktere Atmung bzw. Beatmung zu ermöglichen.

? Frage: Kennen Sie Vor- und Nachteile der **dilatativen Tracheostomie?**

Antwort: Bei der dilatativen Tracheostomie wird die Trachea, je nach verwandter Technik, unter bronchoskopischer Sicht punktiert und dieser Kanal aufbougiert, sodass eine Beatmungskanüle in die Trachea eingeführt werden kann. Der Vorteil der Methode ist die **geringere Invasivität.** Es muss jedoch bedacht werden, dass ein instabiler Schacht des Stomas resultiert, und dass die Technik zur Vermeidung von **Komplikationen** wie der Punktion des Ösophagus oder desaströsen Gefäßarrosionen nur in geübte Hand gehört. Der ausführende Arzt muss jederzeit in der Lage sein, zur konventionellen Operationsweise zu wechseln, um zur Schadensbegrenzung ein epithelisiertes Stoma anzulegen.

Frage: Ist bei der **subglottischen Trachealstenose** ein frühes operatives Vorgehen gerechtfertigt?

Antwort: Allgemein sollten kongenitale und erworbene subglottische Stenosen erst nach Ausschöpfung **konservativer Möglichkeiten** operativ angegangen werden. **Chirurgisch** kann eine Tracheotomie in Höhe der Stenose oder kaudal davon indiziert sein. Auch andere trachearekonstruktive Eingriffe, z.B. durch Knorpelimplantation zur Lumenerweiterung oder die Entfernung des stenotischen Tracheaabschnittes im Sinne der Tracheaquerresektion, stellt bei einer überbrückbaren Stenose eine gangbare Lösung, die mit einer guten Lebensqualität und Prognose verbunden ist, dar. Ein reines Debulking der Stenose mittels Laser birgt oft die Gefahr der raschen reaktiven Stenosierung.

Merke: Häufige Ursachen von Trachealstenosen: Zustand nach Langzeitintubation oder Tracheotomie und angeborene Stenosen.

Frage: Nennen Sie Beschwerden, die mit einer **Verletzung** der **Luftröhre** einhergehen.

Antwort: Symptome, die auf eine Tracheaverletzung hinweisen, sind **Dyspnoe** und besonders **inspiratorischer Stridor,** Reizhusten und schaumige Hämoptoe. Es werden unterschieden:
- Verletzungen von außen: stumpfe und penetrierende Traumen
- Verletzungen von innen: Inhalationstraumen und iatrogene Verletzungen

Insbesondere ein **Halsemphysem** sollte an einen bereits erfolgten Trachealriss oder sogar -teilabriss denken lassen. Prädilektionsstelle ist der **laryngotracheale Übergang.**

Frage: Welche Symptome sprechen für eine tracheale bzw. bronchiale **Fremdkörperaspiration?** Was unternehmen Sie?

> ✚ Besondere Eile ist bei chemisch aktiven Elementen wie Batterien oder Medikamenten geboten, um entstehenden Schleimhautschäden und einer Mediastinitis vorzubeugen.

Antwort: Werden exogene Fremdkörper mit dem inspirierten Luftstrom durch den Larynx in die Trachea inhaliert, kommt es bei erhaltener Sensibilität und Reflexen zu typischen Symptomen: **Reizhusten, stechende, retrosternale Schmerzen** und **Dyspnoe.** Abhängig von der Lage können Dysphagie, Heiserkeit oder ein Erstickungsanfall auftreten. Eine pulmonale Dämpfung oder ein auskultierbares Stenosegeräusch im Bronchus stellen weitere Hinweise auf einen Fremdkörper dar. Besonders wichtig ist die Erhebung einer zielgerichteten **Anamnese** und ggf. Fremdanamnese, um eine **Laryngotracheobronchoskopie** und ggf. die **endoskopische Entfernung** des Fremdkörpers zu planen.

? Frage: Welche **Tumoren** der **Luftröhre** kennen Sie? Wie gehen Sie generell bei der **Diagnosestellung** und der **Therapie** vor?

Antwort: Neoplastische Raumforderungen der Luftröhre sind insgesamt selten. An **benignen Tumoren** finden sich episodisch Hämangiome, Papillome, Lipome und Fibrome oder Amyloidtumoren. **Maligne Tumoren** sind überwiegend plattenepithelialer Genese, selten treten adenoidzystische Karzinome und Adenokarzinome auf. Die Diagnose stellt sich durch die **Histologiegewinnung** im Rahmen einer Tracheoskopie. Zur Einschätzung der Größenausdehnung bietet sich die **CT** an. Die Therapie ist überwiegend **chirurgisch,** ggf. mit dem Laser zur Exstirpation bzw. zum reinen Debulking. Der Einsatz von Stents oder eine Tracheaquerresektion unter Entfernung des veränderten Gewebes macht oft eine temporäre Tracheotomie oder den grundsätzlichen Zugang von außen nötig. Kommt eine Exstirpation eines malignen Tumors nicht in Frage, sollte zusätzlich zu einer palliativen Versorgung mittels Stent eine kombinierte **Radiochemotherapie** durchgeführt werden.

9 Phoniatrie

Frage: Wie entsteht ein Ton bei der **Phonation?**

Antwort: Die Phonation, d.h. die Stimm- und Lautbildung, ist die Grundlage der Artikulation. Der Ton wird durch Anblasen der **adaptierten Stimmlippen** generiert und durch das supraglottische Ansatzrohr (= gesamte lufthaltige oropharyngeale und nasale Räume) als Resonanzraum moduliert. Die Lunge hat hierbei eine blasebalgartige Funktion, indem sie die eingeatmete Luft in einer individuell unterschiedlich langen Exspiration durch die Rima glottidis bläst. Subglottisch entsteht ein Überdruck bei erniedrigten Druckverhältnissen über den angespannten Stimmlippen. Die Schwingung der Stimmlippen besteht aus der **Grundbewegung,** die durch den M. vocalis beeinflusst wird, und einer **Randkantenverschiebung** der zarten Schleimhaut durch eine Oberflächenverschiebung, die überwiegend vertikal in der Ebene des Luftstroms stattfindet. Der Schwingungsablauf besteht somit aus einer horizontalen und einer vertikalen Komponente, die zu einer **sinusförmigen Schwingung der Schleimhaut** führt.

Frage: Wovon ist die **Stimmbildung** bzw. die Stimmstärke abhängig?

Antwort: Die Stimmbildung ist von den subglottischen Räumen, der **Schwingungsamplitude der Stimmlippen,** der **Luftstromstärke** und der **Stimmlippenspannung** abhängig. Die stimmhafte Form der Ausatmung gelingt durch Erhöhung des subglottischen Druckes und der muskulären Stimmlippenadduktion. In Medianstellung kommt es zu Stimmlippenschwingungen in mediolateraler Richtung und zusätzlich zu einer Randkantenverschiebung des Schleimhautepithels in transversaler Richtung. Dieser Vorgang wird durch die Stimmlippenspannung auf der einen Seite und den Anblasedruck auf der anderen Seite bestimmt.

Frage: Definieren Sie kurz das Aufgabenfeld der **Phoniatrie.** Wie sieht das Prinzip der **Stroboskopie** aus?

Antwort: Die Phoniatrie beschäftigt sich mit **Stimm-, Sprech-** und **Spracherkrankungen.** Basis der phoniatrischen Untersuchung ist die Inspektion des Kehlkopfes und die Beurteilung von Stimmlage und -klang, Phonationsdauer und Registrierung des Stimmfeldes. Die **Stroboskopie** ist eine laryngologische und phoniatrische Untersuchungsmöglichkeit, um pathologische Schwingungsabläufe der Stimmlippen zu erkennen und zu dokumentieren. Durch Lichtblitze in Abhängigkeit zum periodischen Schwingungsablauf kann ein stehendes Bild der Stimmlippen bzw. eine scheinbare Schwingung gezeigt werden. Es lassen sich Aussagen über Grundbewegungen der Stimmlippen sowie über die Schleimhautwelle an den Stimmlippenrändern, die Randkantenverschiebung, treffen.

? Frage: Welchen Befund können Sie bei einer **Dysphonie** erheben?

Antwort: Die Dysphonie stellt den Überbegriff für Stimmstörungen mit **Heiserkeit, Stimmunreinheit, Stimmrauhigkeit** und **Behauchtheit** dar. Es lassen sich organische, funktionelle und gemischte Dysphonien unterscheiden. Typische Symptome sind Schleimgefühl, Druckgefühl, Schluckzwang, Trockenheitsgefühl, Stimmveränderungen in Abhängigkeit der Stimmbelastung, Globusgefühl, Brennen, Räusperzwang, Schmerzen und Stimmermüdung bzw. -versagen.

? Frage: Gehen Sie auf die **Stimmentwicklung** ein. Wie lässt sich der **Stimmbruch** erklären?

✚ Die Stimmveränderung während der Menstruation, die durch Heiserkeit auffallen kann, beruht auf einer ödematösen temporären Volumenzunahme der Stimmlippen.

Antwort: Die 1. Schreiperiode bei Neugeborenen ist durch weiche Stimmeinsätze geprägt und geht fließend in die 2. Schrei- oder Lallperiode ab der 7. Lebenswoche über. Die 3. Schreiperiode ab dem 3.–4. Monat führt zu ersten Wunschmitteilungen. Dann folgen die Lallperiode, die Nachahmungsperiode, die Stimme des Kleinkindes, die Stimme des Schulkindes und schließlich der Stimmbruch **(Mutation).** Der Stimmwechsel ist ein **hormonell** bedingter Vorgang im Zuge der Pubertät. Das Korrelat dieses Vorganges ist das Größenwachstum des Kehlkopfes, insbesondere der Stimmlippen. Dieser Stimmbruch ist geprägt durch Sinken der Sprechstimme beim Mann um etwa eine Oktave und deren Absinken bei der Frau um lediglich etwa eine Terz. Der zweite Stimmwechsel zur so genannten Alters- oder Greisenstimme im 7. Lebensjahrzehnt lässt sich auch auf endokrine Vorgänge zurückführen.

? Frage: Welche Arten der **Aphasie** kennen Sie?

Antwort: Aphasie beschreibt eine akute oder chronische Erkrankung der **zentralen Sprachsteuerung,** die kortikal, subkortikal oder transkortikal gelegen ist. Durch Anamnese ist eine Unterscheidung möglich, die man durch besondere Testverfahren erhärten kann.
- **Broca-Aphasie:** überwiegend motorische Sprachstörung, geprägt durch Agrammatismus bei großer Sprachanstrengung
- **Wernicke-Aphasie:** perzeptive und expressive Sprachstörung

- **amnestische Aphasie:** geprägt durch Wortfindungsstörungen und Paraphrasien
- **gemischte Aphasien**

Die häufigsten Ursachen sind akute und chronische zerebrale Zirkulationsstörungen und traumatische Hirnverletzungen.

Frage: Nennen Sie häufige **Formen der Sprachstörung** und therapeutische Ansätze.

Antwort: Häufige Formen der Sprachstörung sind:
- **Stottern:** ist eine Störung des **Sprechablaufes** (Redeunflüssigkeit) mit multifaktorieller Genese (psychische, organische und erziehungsbedingte Ursachen). Die Therapie ist vorwiegend logopädisch.
- **Poltern:** ist ebenfalls eine Störung des **Sprechablaufes** (Redeunflüssigkeit). Auffallend ist ein **erhöhtes Sprechtempo** bei Wortfindungs- und Artikulationsunfertigkeit. Eine logopädische Therapie ist nach differentialdiagnostischer Abklärung angeraten.
- **Näseln:** Je nach Luftführung werden offenes und geschlossenes Näseln bzw. **Rhinophonia** aperta und clausa unterschieden. Bedingt durch das Zuviel oder Zuwenig an nasaler Resonanz lassen sich die **Stimmveränderungen** erklären. Organische Ursachen werden überwiegend chirurgisch behandelt, während funktionelle Ursachen meist durch Übungsbehandlungen angegangen werden.
- **Dyslalie:** wird synonym mit dem Begriff **Stammeln** verwendet und beschreibt eine Störung des **sprachlichen Lauterwerbs oder -gebrauchs.** Es können auch nur einzelne Laute betroffen sein, z.B. bei Lispeln, Deltazismus (Konsonat „d" betroffen), oder Vokalstammeln. Die Therapie des Stammelns wird logopädisch durchgeführt.

Merke: Wichtig ist der Ausschluss einer Hörstörung, die sekundär zu einer Sprachstörung geführt haben könnte.

Frage: Wo wird die Ursache einer **Dysarthrie** bzw. einer **Dysarthrophonie** vermutet?

Antwort: Diese synonym verwendeten Diagnosen beschreiben eine **Störung der Aussprache,** d.h. eine sensomotorische Störung der Stimme. Es handelt sich um eine **zentrale Erkrankung** der betreffenden Kerngebiete, Bahnsysteme oder Motoneurone, die neben der phoniatrischen Untersuchung immer einer kompletten neurologischen Abklärung bedarf.

10 Checkliste für den letzten Tag vor der Prüfung

10.1 Anatomie

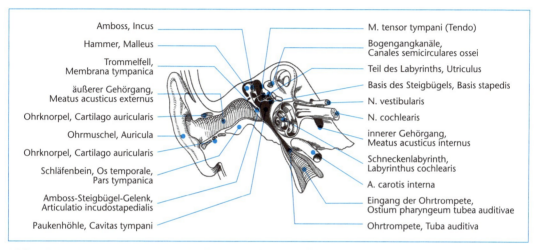

Abb. 10.1: Anatomie von Ohr und Gleichgewichtsorgan [4]

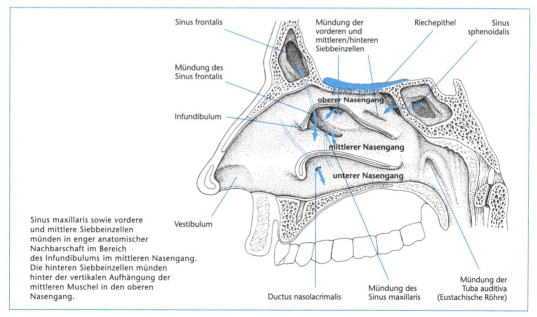

Abb. 10.2: Anatomie der lateralen Nasenwand und der Nasengänge [2]

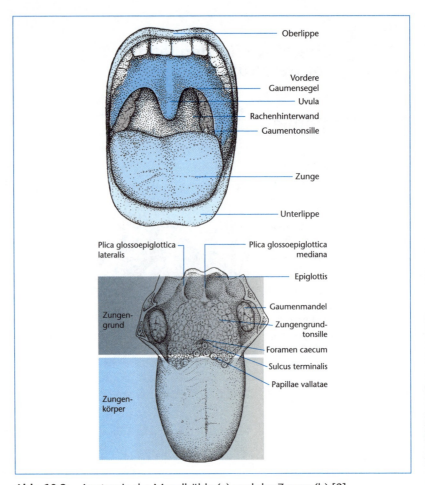

Abb. 10.3: Anatomie der Mundhöhle (a) und der Zunge (b) [2]

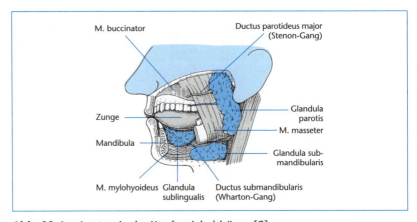

Abb. 10.4: Anatomie der Kopfspeicheldrüsen [2]

10.1 Anatomie

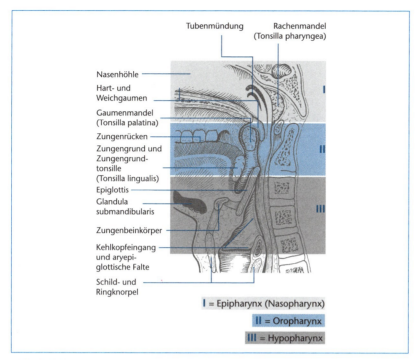

Abb. 10.5: Anatomie des Pharynx [2]

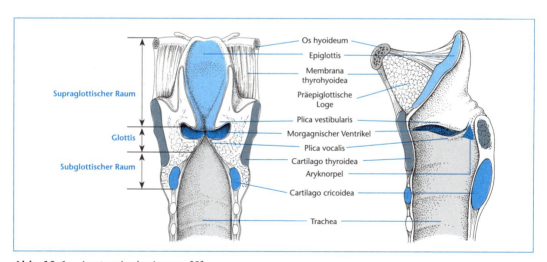

Abb. 10.6: Anatomie des Larynx [2]

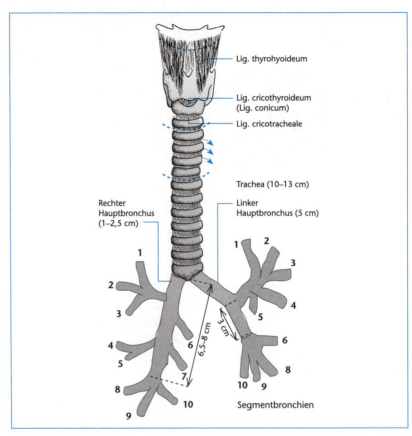

Abb. 10.7: Anatomie von Trachea und Bronchialbaum [2]

10.2 Diagnostik und Untersuchungsmethoden

Die folgende Tabelle enthält die wichtigsten diagnostischen Methoden der HNO mit Beschreibungen, Durchführung, wichtigen Befunden, typischen Ergebnissen etc.

Ohr (☞ Kap. 1.2)	
Inspektion und Palpation (☞ Kap. 1.1)	• auf Kontur der Ohrmuschel, Rötungen oder Schwellungen, Zugschmerz, Narben retroauriculär bzw. im Gehörgang achten • **wichtige Palpationspunkte:** Tragus (Otitis externa), Planum mastoideum (Mastoiditis), Kiefergelenk, obere Halswirbelsegmente

Ohrmikroskopie und Otoskopie	• zur Beurteilung von äußerem Gehörgang, Trommelfell, Paukenhöhle bzgl. Weite, Hautbeschaffenheit, pathologischem Sekret
	• Instrumente:
	  – Lichtquelle + Ohrtrichter + Stirnreflektor oder Otoskop
	  – Ohrmikroskop

Tubenfunktionsprüfungen	• **Valsalva-, Toynbee-** und **Politzer-Manöver** (auch zur Prüfung der Trommelfellbeweglichkeit)

bildgebende Verfahren	• **Röntgen:**
	  – Aufnahme nach **Schüller** zur Darstellung von Warzenfortsatz, Antrumregion und Kiefergelenk und zur Beurteilung des Pneumatisationsgrads des Mastoids, von Verschattung der Zellen und von Einschmelzungen, der Antrumregion und des Kiefergelenks
	  – Aufnahme nach **Stenvers** zur Darstellung der inneren Gehörgänge, Pyramidenoberkante und -spitze sowie des knöchernen Labyrinths
	• **CT** zur Diagnostik von Mittelohrfehlbildungen, Frakturen, Knochendestruktionen und Komplikationen bei Entzündungen/Neoplasien
	• **MRT** zur Diagnostik von Kleinhirnbrückenwinkeltumoren, Glomustumoren, Darstellung der Cochleae
	• **digitale Subtraktionsangiographie** (Glomustumoren)

Stimmgabeluntersuchungen	• einfache orientierende Untersuchungen zur Diagnose von Hörstörungen • Durchführung mit Stimmgabeln verschiedener Frequenzen

Ohr (☞ Kap. 1.2)	
Weber-Versuch	• binauraler Vergleich der Knochenleitung • Stimmgabelfuß wird auf Schädelmitte aufgesetzt • **Ton** wird **beidseits gleich** stark wahrgenommen → Normakusis oder beidseitige Hörminderung • **Ton** wird **lateralisiert** wahrgenommen → Schallleitungsschwerhörigkeit im besser (Mittelohrerkrankung) oder Schallempfindungsschwerhörigkeit im schlechter hörenden Ohr (Innenohrerkrankung) • zur Differenzierung Rinne-Versuch nötig
Rinne-Versuch	• einseitiger Vergleich von Luft- und Knochenleitung • Stimmgabelfuß wird auf Mastoid aufgesetzt und dann vor die Ohrmuschel gehalten • **Rinne positiv:** Ton vor dem Ohr wird lauter oder länger klingend wahrgenommen → Normalhörigkeit oder Innenohrerkrankung • **Rinne negativ:** Ton hinter dem Ohr wird lauter wahrgenommen → Schallleitungsschwerhörigkeit
Gellé-Versuch	• Stimmgabelfuß wird auf Schädelmitte aufgesetzt und gleichzeitig mit Politzer-Ballon der Druck im äußeren Gehörgang periodisch verändert • **Gellé positiv:** periodische Lautheitsschwankung wird wahrgenommen → Normalbefund • **Gellé negativ:** gleichbleibender Ton wird wahrgenommen → Stapesfixation (Otosklerose)
orientierende Hörweitenprüfung	• zur Detektion von Schwerhörigkeit • Prüfung beider Ohren
elektroakustische Hörprüfungen	• **Tonschwellenaudiometrie** (TSA) zur Beurteilung der Hörschwellen reiner Töne seitengetrennt und frequenzspezifisch für Luft- und Knochenleitung • **Sprachaudiometrie** zur Beurteilung der Sprachverständlichkeit • **überschwellige Hörtests** zur Unterscheidung eines cochleären von einem retrocochleären Hörschaden
Impedanzmessung	• Messung des Widerstands, der dem Schall am Trommelfell entgegengesetzt wird, bei Änderung des Luftdruckes im äußeren Gehörgang • **Tympanometrie** • **Stapediusreflexmessung**
elektrische Reaktionsaudiometrie (ERA)	• zur Topodiagnostik von Hörstörungen, Kontrolle subjektiver Hörtests, Diagnostik neurologischer Krankheitsbilder • Ableitung elektrischer Nervensignale (nach Stimulation durch akustische Klickreize von Cochlea und Hörbahn emittiert) über Kopfhaut oder Promontorium
evozierte otoakustische Emissionen (OAE)	• Zeichen für funktionelle Integrität des Innenohrs und eine intakte Außen- und Mittelohrfunktion als Epiphänomen des physiologischen cochleären Hörvorgangs

Ohr (☞ Kap. 1.2)	
Screening bei kindlichen Hörstörungen	• zur Früherkennung • Reflexbeobachtung • Reflex Audiometrie z. B. Stapediusreflexmessung • Registrierung von otoakustischen Emissionen z. B. automatisierte Screeninggeräte (TOAE, Distorsionsprodukte) • BERA-Untersuchungen (☞ Kap. 1.6) • Verhaltensaudiometrie
Simulationsprüfungen	• zur Aufdeckung bewusst falscher Angaben des Patienten
Prüfung der vestibulo-spinären Reflexe	• **Romberg-Versuch, Unterberger-Tretversuch/ Blindgang** zur orientierenden Diagnose von peripheren und zentralen Läsionen • **Finger-Nase-Versuch** zur zur orientierenden Detektion von peripheren und zentralen Läsionen
Nystagmusprüfung	• Frenzel-Brille • Elektronystagmographie (ENG)
Nase und NNH (☞ Kap. 2.2)	
Inspektion und Palpation	• zur Beurteilung der äußeren Nasenform, Detektion von Hautveränderungen, Schwellungen, Frakturzeichen bei Mittelgesichtstrauma, Druckempfindlichkeit, -schmerzhaftigkeit, Sensibilitätsstörungen
anteriore Rhinoskopie	• zur Beurteilung des Naseneinganges, des mittleren und unteren Nasenganges (Durchgängigkeit, Schleimhautbeschaffenheit, Sekret u. a. pathologische Veränderungen) • **Instrumente:** Nasenspekulum, Stirnreflektor/Lichtquelle oder Endoskop mit flexibler oder starrer Optik

posteriore Rhinoskopie	• zur Beurteilung:
	  – der Choanen und des Nasen-Rachen-Raums (insb. Raumforderungen, patholog. Sekret)
	  – des mittleren und unteren Nasenganges bzgl. Durchgängigkeit, Schleimhautbeschaffenheit, Sekret u. a. pathologischer Veränderungen
	• **Instrumente:** gewinkelter Spiegel und 90°-Optik peroral, alternativ: gerade und flexible Optik pernasal

Rhinomanometrie, Prüfung der Nasenatmung	• zur Beurteilung der Luftdurchgängigkeit der Nase
Olfaktometrie (Riechprüfung)	• zur Einschätzung des Geruchsvermögens bei Erkrankungen der peripheren und zentralen Riechbahn sowie endonasalen Erkrankungen • subjektive (Riechflaschen bzw. Sniffin sticks) und objektive Verfahren (Registrierung olfaktorisch evozierter Potentiale)

Nase und NNH (☞ Kap. 2.2)	
Allergietest (☞ Kap. 2.4)	• zur Detektion allergischer Erkrankungen der oberen Luftwege (insb. allergische Rhinitis) und Abgrenzung zu Rhinopathien anderer Genese • IgE-Bestimmung, Prick-Test, intranasale Provokation
bildgebende Verfahren	• **A- oder B-Scan-Sonographie** (v.a. Darstellung der Kieferhöhle) • **Röntgen** (Darstellung der Nasennebenhöhlen, seitlich: Diagnostik einer Nasenbeinfraktur) • **CT** (wichtigstes Diagnostikum der NNH in koronarer Schichtung, insb. Knochen-Schleimhaut-Beziehung, z. B. Ausbreitungsdiagnose einer Sinusitis) • **MRT** (insb. Beurteilung der Weichteilinfiltration von Tumoren)
Endoskopie	präzise Inspektion einzelner Nasenabschnitte
Mundhöhle und Pharynx (☞ Kap. 3.2, 5.2)	
Inspektion	• zur Beurteilung von Schleimhautbeschaffenheit, Asymmetrie (insb. Gaumentonsillen), Zahnstatus, Aufbissverhältnissen (insb. Funktion der Kiefergelenke), Speicheldrüsenausführungsgängen und Hirnnervenmotorik (VII, IX, X, XII) • **Instrumente:** Lichtquelle oder Stirnreflektor und zwei Mundspatel • **Wichtig:** Stets auf nicht abwischbare, weiße Epithelverdickungen (Leukoplakien), Narben und Schleimhautunregelmäßigkeiten achten!
Palpation	• zur Beurteilung der submukösen Ausbreitung von Tumoren, Lokalisation von Steinen im Ausführungsgang der Speicheldrüsen, submukös ausgeprägter Spalten, Luxierbarkeit der Gaumenmandeln, regionäre Lymphknoten • bimanuell

starre und flexible Endoskopie	• starre Winkeloptiken:
	  – 30° (pernasal, Nasen-Rachen-Raum)
	  – 70–90° (peroral, Nasen-Rachen-Raum)
	  – 90° (peroral, Zungengrund, Larynx, Hypopharynx)
	• **flexibel** (pernasal, gesamter Pharynxtrichter)

Müller-Manöver	• Untersuchung mit dem flexiblen Endoskop z.B. bei schlafbezogenen Atemstörungen zur velopharyngealen Diagnostik
Gustometrie (Geschmacksprüfung)	• zur Beurteilung der Erkennungsschwelle für Glukose-, Kochsalz-, Zitronensäure-, Chininlösung in steigenden Konzentrationen getrennt für beide Zungenhälften

Mundhöhle und Pharynx (☞ Kap. 3.2, 5.2)	
bildgebende Verfahren	• **B-Scan-Sonographie** (Diagnostik von Zungen- und Mundbodenprozessen und der regionären Lymphknoten) • **Röntgen** (Spezialaufnahmen bei Speichelsteinen, Zahnwurzelerkrankungen und Knocheninfiltration bei Malignomen, Kontrastmittelbreischluck) • **CT** und **MRT** (insbesondere Ausbreitungsdiagnostik von Tumoren) • **Szintigraphie** (Zungenstruma)
mikrobiologische Untersuchungen	• bakteriologische Abstrichuntersuchungen zur Therapieplanung
Histologiegewinnung (Probeexzision)	• zur Diagnosefindung und ggfs. Therapieplanung
Kopfspeicheldrüsen (☞ Kap. 4.2)	
Inspektion und Palpation	• Inspektion der umgebenden Strukturen: Wangen und fazialen Haut, äußerer Gehörgang und der Mundschleimhaut (zur Beurteilung von submukösen Raumforderungen und der Ausführungsgangostien) • bimanuelle Palpation aller Drüsen • Beurteilung der regionären Lymphknoten
Sialometrie (Speicheluntersuchungen)	• Auffangen mit einem Kunststoffkatheter zur Beurteilung von Menge und Zusammensetzung (Elektrolyt, Albumin) und zur bakteriellen und immunologischen Diagnostik
bildgebende Verfahren (☞ Kap. 4.3)	• **B-Scan-Sonographie** zur Diagnostik von Speicheldrüsentumoren, von Steinen in der Drüse und im Ausführungsgang • **Sialogramm** (durch retrograde Kontrastmittelfüllung des Gangsystems der Drüsen) zur Diagnose von chronischen Entzündungen und Sialadenosen • **MRT** zur Diagnostik von infiltrierend wachsenden Tumoren und V. a. Sjögren-Syndrom
histologische Diagnostik	• **Fein-/Grobnadelbiopsie** zur präoperativen morphologischen Diagnostik eines Speicheldrüsentumors, insb. der Ohrspeicheldrüse
Hypopharynx und Ösophagus (☞ Kap. 5.5)	
Inspektion und Palpation	• zum differentialdiagnostischen Ausschluss neurologischer Erkrankungen bei dysphagischen Beschwerden, Detektion von großen Hypopharynxdivertikeln, Tumoren, Beurteilung der regionären Lymphknoten
Spiegeluntersuchungen und Endoskopie	• nur bedingt aussagekräftig wg. fehlendem Lumen der Speiseröhre im Ruhezustand • in Narkose zum Ausschluss eines Hypopharynxkarzinoms und zur Entfernung von Fremdkörpern vorzugsweise durch starre Rohre

Hypopharynx und Ösophagus (☞ Kap. 5.5)	
bildgebende Verfahren	• **Röntgen** zur Darstellung röntgendichter Fremdkörper und mediastinaler Prozesse, Kontrastmittelbreischluck zur Darstellung nichtröntgendichter Fremdkörper oder anatomisch-pathologischer Veränderungen • **B-Scan-Sonographie** zur Diagnostik der Halslymphknoten und von Hypopharynxtumoren bzw. -divertikeln • **CT** oder (besser) **MRT** zur Beurteilung und Ausdehnungsdiagnostik von Tumoren
Ösophagusmanometrie	• zur Untersuchung des Relaxationsverhaltens des Ösophagus
Ösophagus-pH-Metrie	• zur Diagnostik des gastroösophagealen Refluxes
Hals (☞ Kap. 6.2)	
Inspektion und Palpation	• zur Untersuchung oberflächlicher Hautveränderungen und tiefer Hautinfiltrationen • zur Beurteilung von Schmerzhaftigkeit, Verschieblichkeit und Konsistenz von Raumforderungen, Lymphknoten und Schilddrüse • bimanuelle Palpation z. B. Palpation von Submental- und Submandibularregion gegen einen in der Mundhöhle liegenden Finger • Palpation der kleinen Wirbelgelenke im Rahmen einer orientierenden Untersuchung der HWS
bildgebende Verfahren (☞ Kap. 6.3)	• **B-Scan-Sonographie** zur Untersuchung der Größe, Form und inneren Struktur der Halsweichteile, zur differentialdiagnostischen Untersuchung von entzündlichen Weichteilprozessen, Halszysten oder Schilddrüsenveränderungen, zur Metastasendiagnostik maligner Kopf-Hals-Tumoren • **farbkodierte Duplexsonographie** (kombiniert B-Scan- und Dopplersonographie) zur Diagnostik pathologischer Gefäßprozesse im Rahmen der otoneurologischen Diagnostik, Darstellung tumorbedingter Gefäßeinbrüche, liefert gegenüber B-Scan-Sonographie zusätzliche differentialdiagnostische Hinweise auf Gut- oder Bösartigkeit einer Struktur • **digitale Subtraktionsangiographie** zur Diagnostik pathologischer Veränderungen der großen Gefäße und von Glomustumoren • **CT** und **MRT** zur Diagnostik tief gelegener Weichteilprozesse, der Kopfspeicheldrüsen und infiltrierend wachsender Tumoren des oberen Aerodigestivtrakts (MRT ist sensitiver) • **Positronenemissionstomographie** (PET, unter Verwendung des Radionuklids und Glukoseanalogons Fluorodesoxyglukose) zur Unterscheidung zwischen sich schnell teilenden (Tumor-) und anderen Zellen, zur Lokalisation klinisch nicht bekannter Primärtumoren und Metastasen

Hals (☞ Kap. 6.2)

Sentinel-node-Biopsie	• zur Identifizierung von metastatisch befallenen Lymphknoten • der erste im Abflussgebiet liegende Lymphknoten ist der mit großer Wahrscheinlichkeit zuerst metastatisch infiltrierte • dieser wird nach Lymphoszintigraphie und Injektion von Radiokolloid dargestellt und kann solitär exstirpiert werden

Larynx (☞ Kap. 7.2)

Inspektion und Palpation	• zur Beurteilung des Schildknorpels und dessen Bewegung beim Schluckakt, Hämatom und Emphysem der Halsweichteile (Hinweise auf Trauma), Fixierung des Kehlkopfes (Hinweis auf infiltrierendes Tumorwachstum) • **Instrumente:** Lichtquelle, Kompresse, Kehlkopfspiegel, Wärmequelle (gegen Beschlagen des Spiegels), Lupenlaryngoskopie und flexible Endoskopie von Pharynx und Larynx
indirekte Laryngoskopie	• peroral, mit abgewinkeltem Spiegel oder starrem 90°-Lupenlaryngoskop • zur Beurteilung der gesamten Stimmlippenebene und des supra- sowie eingeschränkt infraglotischen Raumes • zur Beurteilung der Stimmlippenbeweglichkeit durch Phonation während der Untersuchung
direkte Laryngoskopie	• bei erschwerten Untersuchungsbedingungen (Würgreiz) oder unübersichtlichen anatomischen Verhältnissen • **pernasal:** flexible Optik • **peroral** in Narkose: Laryngotracheoskop mit integrierter Lichtquelle und Beatmung (Notfälle!) und mit starren Rohren • **Mikro-/Stützlaryngoskopie:** peroral, mit Mikroskop
Stroboskopie (☞ Kap. 9)	• zur Darstellung der periodischen Feinschwingungen der Stimmlippen (Randkantenschwingung) mit frequenzsynchronisierten Lichtblitzen • zur Diagnose von Stimmstörungen
bildgebende Verfahren	• **B-Scan-Sonographie** zur Diagnostik extralaryngealer Weichteilprozesse • **CT** und **MRT** zur Diagnostik von Karzinomen, für Operations- und Bestrahlungsplanung • **Röntgennativaufnahmen** des Kehlkopf

Trachea und Bronchialbaum (☞ Kap. 8.2, 8.3)

Tracheobronchoskopie	• mit flexiblem Fiberendoskop pernasal in lokaler Anästhesie oder pernasal und peroral in Vollnarkose • mit starrem Beatmungsbronchoskop zur Inspektion der Bronchienabgänge, Entfernung von Fremdkörpern, Biopsien, Laseranwendungen

Trachea und Bronchialbaum (☞ Kap. 8.2, 8.3)	
bildgebende Verfahren	• Tracheazielaufnahmen, konventionelle Röntgentomographie zur Beurteilung von Einengungen des Tracheallumens (narbige, tumoröse oder Fremdkörperstenosen) • CT oder MRT zur Beurteilung der Luftröhre und von von außen in das Tracheal- oder Bronchiallumen infiltrierender Prozesse
Mediastinoskopie	• zur Diagnostik von soliden Raumforderungen, zystischen Veränderungen, Thymomen, Teratomen, retrosternalen Strumen und Pneumokoniosen

Phoniatrie (☞ Kap. 9)

- Wichtig ist ein umfassender Ansatz mit Anamnese, HNO-Spiegeluntersuchung, Beurteilung muskulärer Fehlspannungen, audiometrischen Untersuchungen, funktionellen Stimmprüfungen (Stimmumfang, -klang, -belastbarkeit, Tonhaltedauer) und Stroboskopie.

10.3 Leitsymptome und ihre häufigsten Differentialdiagnosen

10.3.1 Ohr (☞ Kap. 1)

Ohrenschmerzen	
äußeres Ohr (☞ Kap. 1.3)	Otitis externa Verletzungen, Verbrennungen, Erfrierungen der Ohrmuschel Herpes zoster oticus Perichondritis Erysipel Gehörgangsfurunkel
Mittelohr (☞ Kap. 1.4)	Trommelfellperforation, Barotrauma Otitis media purulenta acuta, andere akute Otitisformen Rezidiv bei Otitis media chronica Mastoiditis
Innenohr (☞ Kap. 1.5)	entzündliche Prozesse
Otalgie (projiziert)	periaurikuläre Lymphadenitis Kiefergelenkserkrankungen Arteriitis temporalis Parotiserkrankungen Erkrankungen in Mund, NNH, Pharynx, Larynx Neuralgien (v.a Hirnnerven V, IX, X) krankhafte Veränderungen der HWS

Otorrhö	
äußeres Ohr (☞ Kap. 1.3)	Ohrfurunkel Otitis externa Parotis-Ohrfistel Fremdkörper
Mittelohr (☞ Kap. 1.4)	Otitis media purulenta acuta, andere akute Otitisformen Otitis media cronica mit Schleimhauteiterung / mit Knocheneiterung Trommelfellperforation
andere Ursachen	Otoliquorrhö, z. B. bei Felsenbeinfraktur
Schwerhörigkeit (☞ Kap. 1.3–1.5)	
Schallleitungs-schwerhörigkeit	entzündliche Gehörgangserkrankungen mechanisch verlegter Gehörgang Trommelfell- und Mittelohrverletzungen entzündliche und neoplastische Mittelohrerkrankungen Otosklerose
Schall-empfindungs-schwerhörigkeit	Innenohrfehlbildungen Intoxikationen Schädigungen des Corti-Organs Altersschwerhörigkeit Lärmschwerhörigkeit Hörsturz M. Menière Akustikusneurinom
Schwindel (☞ Kap. 1.6)	
peripher	Labyrintherkrankungen/-ausfall M. Menière Kinetosen
nicht peripher	Neurinome ZNS-Erkrankungen (z. B. Entzündungen, Tumoren) vaskuläre Hirnschäden traumatische Hirnverletzungen

10.3.2 Fazialisstörungen (☞ Kap. 1.7)

peripher	idiopathisch (Bell) traumatisch (Schädelfrakturen, Schnittverletzungen) Melkersson-Rosenthal-Syndrom Entzündungen des Ohres (äußeres und Mittelohr) Parotistumoren Viruserkrankungen
zentral	Schädigung des ZNS (z. B. bei Insult, Hirnentzündung)

10.3.3 Nase und NNH (☞ Kap. 2)

Schmerzen und Missempfindungen	
äußere Nase (☞ Kap. 2.3)	Hauterkrankungen Nasenfurunkel
innere Nase (☞ Kap. 2.4)	akute Rhinitis traumatische Veränderungen allergische oder vasomotorische Rhinitis Polyposis nasi
NNH (☞ Kap. 2.4)	akute und chronische NNH-Entzündung traumatische Veränderungen Tumoren
Nasenlaufen und Nasenbluten (☞ Kap. 2.4)	
wässrige Sekretion	allergische und vasomotorische Rhinitis akute Rhinitis Liquorrhö
schleimige Sekretion	akute Rhinitis Mukoviszidose
gefärbtes Sekret	bakterielle Rhinitis Sinusitis
Nasenbluten	traumatisch Rhinitis sicca Teleangiectasia haemorrhagica hereditaria Tumoren
behinderte Nasenatmung (☞ Kap. 2.4)	
kurze Anamnese	Trauma Nasenfurunkel sekretorische Rhinopathie Fremdkörper
lange Anamnese	Septumpathologien, Muschelhyperplasien Polyposis nasi, Choanalpolyp Adenoide, Choanalatresie chronische Rhinopathien Tumoren

10.3.4 Mund, Pharynx, Ösophagus (☞ Kap. 3, Kap. 5)

Schmerzen	
im Mund (☞ Kap. 3.3)	Stomatitis (aphtös, ulzerös, Soor) Trauma Zungenbrennen Erkrankungen des Zahnsystems Tumoren
im Hals (☞ Kap. 5.4, 5.5, 6.3)	Pharyngitis acuta Angina (tonsillaris, lingualis, lateralis etc.) Tonsillitis infektiöse Mononukleose Angina Plaut-Vincent, Herpangina, Scharlachangina Abszess Tumoren
Schluckstörung	
oropharyngeale Ursachen (☞ Kap. 5.4)	Entzündungen von Mund, Zunge, Rachen, Kehlkopf Verletzungen, Verätzungen, Verbrennungen Nervenlähmungen (N. laryngeus sup., Hirnnerven V_3, IX, X, XII) Stenosen Tumoren Systemerkrankungen (z. B. SLE, perniziöse Anämie)
Schluckstörung	
ösophageale Ursachen (☞ Kap. 5.6)	Divertikel Entzündungen der Schleimhaut Tumoren Achalasie muskuläre Spasmen

10.3.5 Kopfspeicheldrüsen (☞ Kap. 4.3)

Schwellung	Sialadenitis (bakteriell, viral) intrakapsuläre Blutungen Sialolithiasis Tumoren
Schmerzen	Trauma Sialadenitis (bakteriell, viral) Sialolithiasis maligne Tumoren

10.3.6 Larynx und Trachea (☞ Kap. 7, Kap. 8)

Heiserkeit (☞ Kap. 7.3)	
entzündlich bedingt	Laryngitis acuta und chronica
funktionell bedingt	Rekurrenslähmung Stimmstörungen
neoplastisch bedingt	Larynxkarzinom Hypopharynxkarzinom (☞ Kap. 5.5) gutartige Geschwülste
Stridor	
laryngeale Ursachen (☞ Kap. 7.3)	Laryngomalazie Epiglottitis und andere Entzündungen Glottisödem Stimmlippenlähmung Verletzungen und Fremdkörper Tumoren
tracheale Ursachen (☞ Kap. 8.3)	Verletzungen und Fremdkörper Narbenstenosen Entzündungen

Die Tabellen in Kap. 10.3 sind aus [5] entnommen (leicht verändert).

Farbtafeln

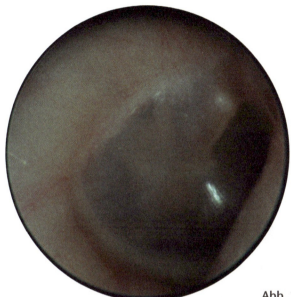

Abb. 1.2: Trommelfell: Normalbefund

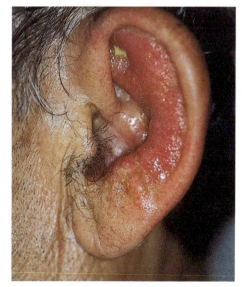

Abb. 1.7: Perichondritis mit Knorpeleinschmelzung in der Ohrmuschel [2]

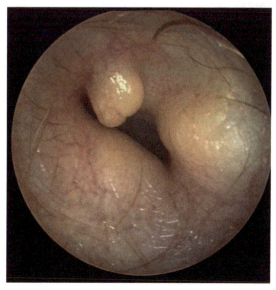

Abb. 1.8: Gehörgangsexostosen [1]

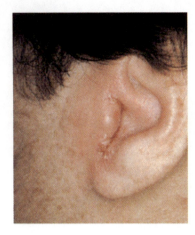

Abb. 1.9: Otitis externa diffusa [3]

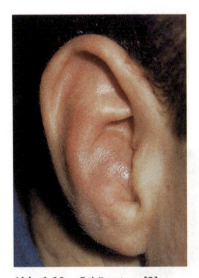

Abb. 1.10: Othämatom [3]

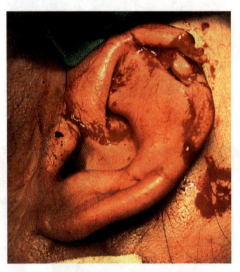

Abb. 1.11: Teilabriss der Ohrmuschel

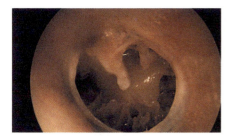

Abb. 1.12: Trommelfellperforation [3]

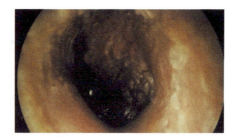

Abb. 1.13: Seromukotympanon bei Otitis media acuta [3]

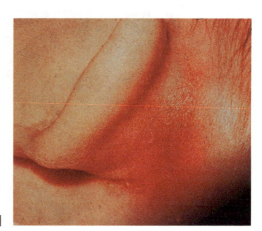

Abb. 1.16: Mastoiditis [2]

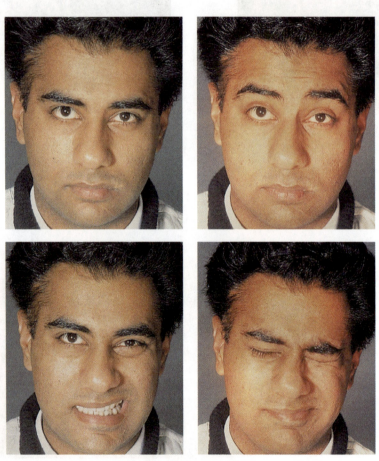

Abb. 1.23: Periphere Fazialisparese rechts [3]

Tafelteil

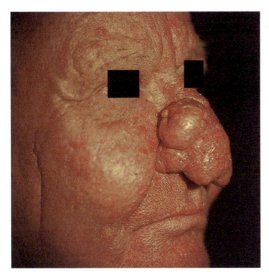

Abb. 2.6: Rhinophym [2]

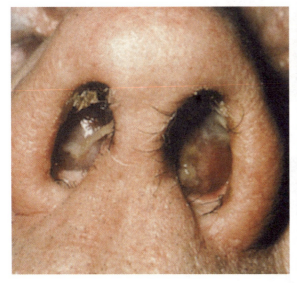

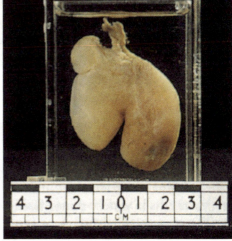

Abb. 2.10: Polyposis nasi [3]

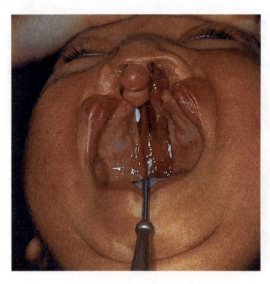

Abb. 3.3: Lippen-Kiefer-Gaumenspalte [2]

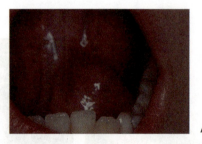

Abb. 3.4: Ranula

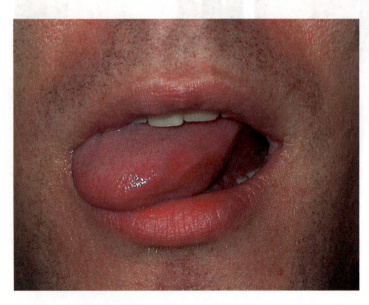

Abb. 3.5: Hypoglossusparese

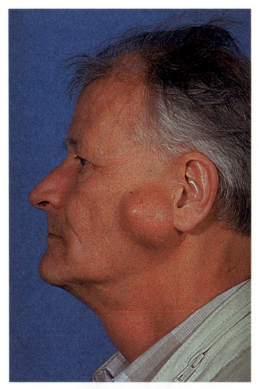

Abb. 4.2: Raumforderung in der Glandula parotis [1]

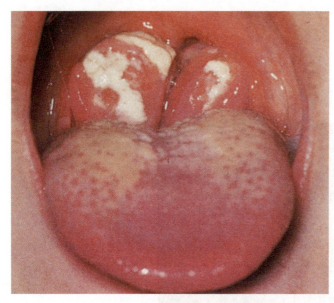

Abb. 5.3: Angina tonsillaris [3]

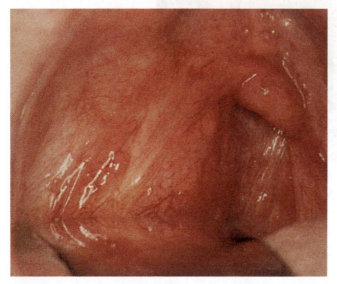

Abb. 5.4: Peritonsillarabszess [3]

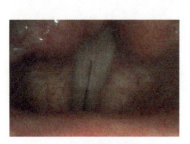

Abb. 7.4: Stimmlippen: Normalbefund

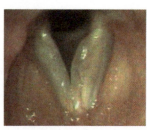

Abb. 7.5: Reinke-Ödem der Stimmlippen

Index

A

A. carotis communis 131
A. carotis externa 52
A. carotis interna 52, 81
A. facialis 52
A. ophthalmica 52
A. sphenopalatina 52
A. thyreoidea inferior 164
A. thyreoidea superior 164
Abduzensparese 50
Abszess 60
Achalasie 128
Adenoide, vergrößerte 24
Adenotomie 110
AEP (akustisch evozierte Potentiale) 12
Aktinomykose 68
Akustikusneurinom 46
Allergietestverfahren 66
Altersschwerhörigkeit 37
Amboss (Incus) 4
Angina catarrhalis 117
Angina follicularis 117
Angina lacunaris 117
Angina tonsillaris 116
  Komplikationen 117
  Therapie 117
Anotie 15
Anticholinergika 67
Antihistaminika 67
Anulus fibrocartilagineus 2
Apex-orbitae-Syndrom 76
Aphasie 170
Aphthen, habituelle 89
Arrosionsfistel 31
Aryknorpel 148
Asphyxie 153
α-Sympathomimetika 67
Audiometrie, objektive 9
Autophonie 34

B

Barett-Ösophagus 128
Barotrauma 23
Basaliom 61
Bellocq-Tamponade 73
BERA (Hirnstamm-audiometrie) 12, 45
Bildgebung
  Fazialisparese 50
  Jochbeinimpressions-fraktur 63
  Kehlkopf 123
  Larynx 152
  Nasennebenhöhlen 59, 80
  Pharynx 109
  Speicheldrüsen 96
Binnenohrmuskeln 4
Blow-out-Fraktur 61
Boerhaave-Syndrom 127
Borrelia vincentii 120
BPLS (benigner paroxysmaler Lagerungsschwindel) 40
Broca-Aphasie 170
Brustmittelraumentzündung 135

C

Canaliculi lacrimales 56
Canaliculus cochleae 4
Canalis opticus 81
Candidamykose 90
Carhart-Senke 32
CERA (Cortical electric response audiometrie) 12
Cerumen obturans 18
Choanalatresie 111
Choanalpolyp 79
Cholesteatom 28, 29
  Therapie 30
Chorda tympani 96
Cochlea 2, 3
Cochlea-Implant 41
Compliance 11
Composite graft 71
Concha bullosa 71
Cortical electric response audiometrie 12
Corynebacterium diphtheriae 121
CT 59
CUP-Syndrom 140

D

Dakryozystorhinostomien 82
Delphi-Lymphknoten 162
Diagnostik 177
Differentialdiagnose 184
Diphtherie 121, 155
Drehschwindel 31, 40
Ductus endolymphaticus 5
Ductus nasolacrimalis 52, 56
Ductus thyreoglossus 145
  persistierender 136
Dysakusis 46
Dysarthrie 171
Dysarthrophonie 171
Dyslalie 171
Dysphagie 128
Dysphonie 170
Dyspnoe 164, 167

E

ECochG (Elektro-cochleographie) 12
Eisbergtumor 104
Elektrocochleographie 12
Elektrogustometrie 87
Elektromyographie 50
Elektroneuronographie 50
Emissionen, otoakustische 10
Empyem 60
Enzephalitis 17
Epiglottis 148
Epiglottitis 153

Epiglottitis, akute   154
Epistaxis   72
Ertaubung, einseitige
   frühkindliche   98
Explosionstrauma   36

F

FAEP (frühe akustisch
   evozierte Potentiale)   45
Fazialisdekompression   48
Fazialisparese   16, 102
   bei Felsenbeinfraktur   48
   Diagnose   49
   periphere   50
   Ursachen   49
   zentrale   49
Felsenbein, Röntgen   13
Felsenbeinfraktur   47
   längs   47
   längs, Röntgen   13
   quer   23, 47
   quer, Röntgen   13
   Therapie   48
Fenster, ovales/rundes   4
   Ruptur   41
Fila olfactoria   55
Fistelsymptom, positives   31
Fremdkörper
   Gehörgang   19
   Nase   71
   Oropharynx   114
   Ösophagus   126
   Trachea   167
Fremdkörperaspiration   150
Frenzel-Brille   15
Frey-Syndrom   104
Frontobasisfraktur   64
Furunkel   60

G

Ganglienkette   133
Gaumen, weicher, Ulkus   91
Gaumenmandeln   86
Gebiss   86
Gehörgang   1
   Duplikaturen   19

Exostosen   17
   Hyperostosen   17
Gehörknöchelchenkette   3
Gellé-Versuch   32
Geruchsstörungen   71
Geschmacksprüfung   50
Geschmacksqualitäten   85
Gesichtserysipel   60
Gesichtsödem   131
Gingivostomatitis
   herpetica   88
Glandula lacrimalis   56
Glandula parotis   95
   Untersuchung   96
Glandula sublinguale   95
Glandula submandibluris   95
Glandula submandibularis   96
   Verhärtung   100
Gleichgewichts-
   störungen   38, 39
Globusgefühl   160
Glomus caroticum
   Tumor   138
Glomus jugulare   33
Glomus tympanicum   33
Glomustumoren   33
   Behandlung   33
Glue-ear   23
Gradenigo-Syndrom   50

H

Haarleukoplakie, orale   90
Haemophilus influenzae   75
Haemophilus influenzae
   Typ B   153
Haller-Zellen   55
Hals
   Anatomie   131
   Emphysem   167
   Fisteln   135
   Follikulitiden   135
   Furunkel   135
   Gefäße   131
   Gefäßscheide   131
   Karbunkel   135
   Lymphknoten   139

   oberflächliche
      Entzündungen   135
   Paragangliom   138
   Schwellung, einseitige   137
   Untersuchung   134
   Zysten   135
Halsverletzung
   offene   144
   stumpfe   144
Hämangiome   138
Hämatotympanon   22, 23
Hammer (Malleus)   3
Hammergriff   1
Hämoptoe   160
Heerfordt-Syndrom   100
Hefepilze   19
Heiserkeit   158, 160, 170
Herpes simplex   88
Herpes simplex labialis   89
Herpes zoster oticus   16
   Komplikationen   16
Hiatus semilunaris   53
Hirnnerven
   Ausfälle   19
   Halsbereich   132
Hirnstammaudiometrie   12, 45
Hitselberger-Zeichen   7, 50
Hördiagnostik, Kinder   14
Hörminderung   25, 36, 38
   retrokochleär bedingte   44
Hörminderung,
   symmetrische   8
Horner-Trias   133
Hörprüfmethode,
   objektive   10
Hörprüfung   7
   nach Rinne   8
   nach Weber   8
Hörschwelle   9
Hörstörung
   cochleäre   34
   retrocochleäre   34
   zentrale   34
Hörsturz   34, 35
   Therapie   35
Hörvermögen,
   seitendifferentes   9

Hyperhidrose 104
Hypoglossusparese 92
Hypopahrynx 107
Hypopharynx
  Karzinome 124
  Karzinome, TNM-
    Klassifikation 125
  Plattenepithel-
    karzinom 124
Hypopharynxabszess 123
Hypopharynxtumore 124
Hyposensibilisierung 67

I

Immunsialadenitis 100
Impedanz 11
Impedanzmessungen 11
Infundibulum ethmoidale 52
Innenohrschwerhörigkeit 17, 32
  akut auftretende 34
  einseitige 41
Innenohrstörung 34
Insektenstich, Rachen 114
Intubationstraumen 156

J

Jochbeinimpressions-
  fraktur 62

K

Karbunkel 60
Karotissinus 131
Kehlkopfödem 123
Kehlkopfpolyp 155
Keilbeinhöhlenoperation 81
Kilian-Dreieck 124
Kilian-Jamieson-Region 124
Kinetosen 44
Knalltrauma 36
Knocheneiterung,
  chronische 28
Knochenleitung 8
Koniotomie 114, 165
Kopfschmerz 76, 80
Kopfspeicheldrüsen

adenoidzystisches
  Karzinom 102
Adenom, pleomorphes 101
Anatomie 95
Azinuszellkarzinom 103
Basalzelladenom 104
kanalikuläres Adenom 104
mesenchymale
  Tumoren 104
Mukoepidermoid-
  karzinom 103
Parotistumore,
  gutartige 104
Plattenepithel-
  karzinome 103
pleomorphes Adenom 104
Schwellung 100
Speichelgangs-
  karzinom 103
Kopfspeicheldrüsen,
  Innervation 96
Korbhenkelaufnahme 63
Koronavirus 65
Krupp, echter 154
Kulissenphänomen 92
Kupulolithiasis 40
Küttner-Tumor 100

L

Labyrinth
  Hydrops 42
Labyrinth, knöchernes 4
Labyrinthitis 18, 39, 98
Laimer-Dreieck 124
Lärmschutzmaßnahmen 36
Lärmschwerhörigkeit 35, 38
Lärmtrauma, akutes 37
Laryngektomie 162
Laryngitis 153
  acuta 158
  akute subglottische 154
  chronische 159
  posterior 127
Laryngoskopie, Arten 151
Laryngospasmus,
  reflektorischer 153

Laryngotracheobroncho-
  skopie 168
Laryngozelen 152
Larynx
  Adenokarzinom 159
  Anatomie 147
  Endoskopie 152
  Fernmetastasen 161
  Flimmerepithel 149
  Funktion 147
  glottische Tumore 161
  Histologie 149
  Innervation 149
  Karzinom, Metastasen 161
  Karzinome 160
  knorpelige Strukturen 148
  Lymphabfluss 148
  Malignom 160
  Muskeln 149
  Plattenepithel 149
  Plattenepithel-
    karzinom 159
  Röntgen 152
  subglottische
    Tumoren 161
  supraglottische
    Karzinome 161
  Tumoren 159
  Untersuchung 151
Lateralisation 8
Lidödem 76
Ligamentum anulare
  stapedis 4
Lipome, zervikale 139
Lippen-Kiefer-
  Gaumenspalte 88
  Therapie 88
Lobus pyramidalis 145
Locus Kiesselbachi 52
Logopädie 158
Luftleitung 8
Lupenlaryngoskopie 151
Lymphadenitis, zervikale 89
Lymphangiome 138
Lymphknoten
  -metastasen 125, 140
  -schwellung 139
    spezifische,

chronische 141
Lymphknoten,
   vergrößerte 135
Lymphknoten, zervikale 133
   Palpation 134
Lymphknotenabflussgebiet des
   Ohres 1
Lymphknotenkonglomerate
   140
Lymphknotenschwellung
   Ursachen 141
   zervikale 142
Lymphogranulomatose 140

M

M. cricoarytaenoideus
   posterior 150
M. cricothyreoideus 149
M. stapedius 4, 11
M. tensor tympani 4
M. thyroarytaenoideus 150
Madelung-Fetthals 139
Mandelentzündung 116
Mastoid 1
Mastoidektomie 28
Mastoiditis
   akute, nach Otitis media
      acuta 27
   Behandlung 28
Mastoidzellen,
   pneumatisierte 3
Mastzellstabilisatoren 67
Mediastinitis 135
Meningitis 64, 98
Meningoenzephalitis 98
Mikrolaryngoskopie 152
Mikrootie 15
Mittelgesichtsfraktur
   Einteilung nach Le Fort 63
   laterale 62
Mittelgesichtsfraktur,
   laterale 61
Mittelohr 2
   Entzündungen 39
   Tuberkulose 33
Mononukleose 120
Moraxella catarrhalis 75

Morbus Hodgkin 140
Morbus Menière 42
Morbus Wegener, Nase 70
MRT 59
Mukozele 80
Mumps 98
Mund
   lymphoepitheliales
      Gewebe 86
   tonsilläres Gewebe 86
Mundbodenabszess 91
Mundhöhle
   Missbildungen 87
   Untersuchung 86
Mundhöhlenkarzinome, TNM-
   Klassifikation 92
Mundtrockenheit 98, 100
Mutation 170
Myringoplastik 30, 31

N

N. acccessorius 132
N. auricularis posterior 7
N. facialis 4, 11, 17
N. glossopharyngeus 132
   Schädigung 92
N. hypoglossus 132
N. laryngeus inferior 146,
   149, 150, 156
N. laryngeus superior 149
   Ausfall 157
N. petrosus minor 96
N. recurrens,
   Schädigung 156
N. vagus 131, 132, 149
Nase
   Anatomie 51
   Ausführungsgänge 52
   Endoskopie 56
   Funktion 54
   Gefäßversorgung 52
   Histologie 51
   Hypersekretion 68
   maligne Neoplasien 61
   malignes Melanom 61
   Präkanzerosen 61
   Tumoren 61

Untersuchung 56
Verwachsung 71
Näseln 171
Nasenatmungsbehinde-
   rung 24, 67, 68, 71, 78
Nasenbluten 72
Nasendurchgängigkeit 57
Nasenfurunkel 60
Nasenhaupthöhle
   Flimmerepithel 51
   Plattenepithel 51
   Schleimhaut,
      olfaktorische 51
Nasenhöhle
   Adenokarzinom 82
   Metastasen 83
   Plattenepithelkarzinom 82
   Tumoren 82
Nasennebenhöhlen 55
   Adenokarzinom 83
   Röntgen 58
Nasennebenhöhlen-
   entzündung 74
Nasenpapillom,
   invertiertes 83
Nasenrachenfibrom 79
Nasenrachenfibrom,
   juveniles 111
Nasenschleimhaut
   chronische Entzündung 78
   Schwellung 69
Nasenseptumdeviation 70
Nasenseptumperforation 70
Nasopharynx 107
   Karzinome 113
   Raumforderung 112
   Schmincke-Tumor 113
Nasopharynx-
   Neoplasien 113
Nasopharynxtumor 24
Neck-dissection 93, 123, 142
Nervenschädigungen
   Topodiagnostik 49
Neurinom 137
Neurofibrom 137
Neurom 137
Neuropathia vestibularis 40,
   43

Niesreiz 68
Non-Hodgkin-
  Lymphom 140
Nystagmus 31, 41
  Ausfall- 40
  Diagnostik 15
  Erholungs- 40
  Spontan- 40

O

OAE
  DPOAE (Distorsions-
    produkte von OAE) 10
  spontane 10
  TEOAE (transitorisch
    evozierte OAE) 10
OAE (otoakustische
  Emissionen) 10
Ohr
  Anatomie 1
  Untersuchung 1, 6
Ohrensausen,
  tieffrequentes 32
Ohrerkrankungen,
  Schmerz 20
Ohrgeräusch 43
Ohrmuschel 1
  Dermatitis 15
  Ekzem 15
  Entzündungen 15
  Erysipel 15, 16
  Komplettabriss 21
  Perichondritis 15, 16
  scharfe Verletzung 20
  Teilabriss 20
Ohrschmerz 36, 37
Ohrtmuschel
  Tumoren 21
Onodi-Zelle 55
Orbita 54
Orbitalphlegmone 76
Orchitis 98
Oropharynx 107
  Karzinome 122
  Tumoren, Behandlung 123
  Tumoren, TNM-
    Klassifikation 122

Os nasale 51
OSAS
  Behandlung 116
OSAS (obstruktives
  Schlafapnoesyndrom) 115
ösophagotracheale Fistel 165
Ösophagus
  Adenokarzinom 129
  Anatomie 125
  Divertikel 128
  Erweiterung 128
  Karzinome 129
  Plattenepithel-
    karzinome 129
  Präkanzerosen 129
  Pseudodivertikel 128
Ösophagusatresie 165
Ösophagusersatzsprache 162
Ösophagusruptur 127
Ösophagusverätzung 127
Osteomyelitis, lokale 144
Othämatom 20
Otitis externa 18
  Schmerz 20
Otitis media acuta 18, 25, 65
  Behandlung 26
  Komplikationen 25
  Schmerz 20
Otitis media chronica 28
Otoliquorrhö 48
Otomykose 19
Otorrhö 28, 34
Otosklerose 31
Otoskopie 6, 18
ototoxische Medikamente 38
Ozaena 68

P

Pankreatitis 98
Paramyxovirus 98
Parapharyngealabszess 117
Parotidektomie 101, 102
Parotislappen 104
Parotisschwellung 97
Parotitis epidemica
  (Mumps) 98
Parotitis, akute 99

Parotitis, marantische 99
Pars flaccida 1
Pars tensa 1
Paukendrainage 24
Paukenhöhle 1
Paukenröhrchen 28
Periostitis 76
peripharyngealer Raum 108
Peritonsillarabszess 117
Pharyngitis 65
  akute 115
  chronische 115
Pharyngitis, bakterielle 121
Pharynx
  Anatomie 107
  Flimmerepithel 108
  Funktionen 108
  hämatopoetische
    Malignome 124
  Plattenepithel 108
  Schleimhaut 107
  Untersuchung 109
  Würgereiz 109
Pharynxschleimhaut,
  Verletzung 114
Phonation 169
Phoniatrie 169
Plattenepithelkarzinom,
  orales 93
Plaut-Vincent-Angina 120
Pneumenzephalon 64
Pneumokokken 25
Politzer-Ballon 6
Poltern 171
Polyposis nasi 78
Polysomnographie,
  kardiorespiratorische 116
präaurikuläre Fisteln 19
Presbyakusis 37
Privinismus 69
Pseudokrupp 153, 154
Pseudomonas aeruginosa 16,
  18
Puncta lacrimalia 56
Pyozele 80

R

Rachenmandel 110
Rachenmandelhyperplasie 110
　Therapie 110
Radikalhöhle 31
Ramsay-Hunt-Syndrom 17
Ranula 91
Recruitment 12
Reflexaudiometrie 14
Reflux, gastroösophagealer 127
Regurgitation 128
Reinke-Ödem 155
Rekurrensparese
　idiopathische
　　einseitige 157
　Stimmlippenstellung 156
Restgaumenmandel 119
Retentionszyste 91
Retropharyngealabszess 117
Rhinitis vasomotorica 68
Rhinitis, akute 65
　Superinfektion 65
Rhinitis, allergische 66
　Therapie 66
Rhinitis, atrophische 68
Rhinitis, chronische 67
Rhinoliquorrhö 64, 69
Rhinoliquorrö 48
Rhinolithen 72
Rhinomanometrie 57, 58
Rhinometrie 57
Rhinophonia 171
Rhinophym 61
Rhinoplastik 71
Rhinoskopie 56, 57
Rhinovirus 65
Rhonchopathie 115
Riechen, gustatorisches 57
Riechstörungen 57
Rindenpotentiale, gustatorisch evozierte 87
Ringknorpel 148
Röntgen-Breischluck 109, 124
Rosenmüller-Grube 108

S

Saccus lacrimalis 56
Sarkoidose 68, 100
Schädel
　Röntgen 58
Schädelfrakturen 63
Schallempfindungsschwerhörigkeit 8, 9, 42
Schallleitung, geschädigte 22
Schallleitungsschwerhörigkeit 8, 9, 21, 28, 32, 33
　Fremdkörper 19
Schalltransport 5
Scharlachangina 121
Scharlachexanthem 121
Schilddrüse
　Größe 145
Schilddrüseneingriff
　Komplikation 146
Schildknorpel 148
Schimmelpilze 19
Schirmer-Test 50
Schleimhauteiterung, chronische 28
Schleimhauthyperplasie 78
Schluckakt 108
Schluckbeschwerden 17
　funktionelle 123
Schluckfunktion 151
Schluckschmerzen 114
Schmeckprüfung 87
Schreiknötchen 155, 156
Schüller, Röntgen nach 13
Schwerhörigkeit
　kombinierte 37
Schwerhörigkeit bei Kleinkindern 39
Schwerhörigkeit, progrediente 46
Schwindel 39, 46
　Leitsymptom 47
　Morbus Menière 43
Schwitzen
　gustatorisches 104
Seekrankheit 44
Sekretion, einseitige fötide 72

Seromukotympanon 23
Serotympanon 23
Shrapnell-Membran 2
Sialadenitis, chronischrezidivierende 99
Sialadenitis, eitrige 99
　Abszessbildung 99
Sialadenitis, myoepitheliale 90
Sialadenose 100
Sialolithiasis 96, 97
Siebbeinfraktur 80
Siebbeinzellen 52, 55
sinubronchiales Syndrom 79
Sinus frontalis 52
Sinus maxillaris 52
Sinus Morgagni 147
Sinus sphenoidalis 53
Sinusitis 65, 71
　Therapie 76
Sinusitis frontalis 77
Sinusitis sphenoidalis 76
Sinusitis, akute 74
　Erreger 75
　Komplikationen 75
Sinusitis, chronische 77
Sjögren-Syndrom 90
Spaltbildungen, Arten 87
Spatium
　lateropharyngeum 108
Spatium parapharyngeum,
　Entzündung 133
Speichel
　Funktionen 95
　künstlicher 99
Speicheldrüsen 86, 95
Speicheldrüsentumor,
　maligner 101
Speicheldrüsentumoren 101
Speicheldrüsenvergrößerung 90
Speichelsteine 96
Spinaliom 61
Spracherkrankungen 169
Sprachstörung 171
Sprecherkrankungen 169
Stapediusreflexprüfung 11, 50

Stapesplastik 32
Staphylococcus aureus 97
Staphylokokken 18, 60
Steigbügel (Stapes) 4
Stenon-Gang 95
Stenvers, Röntgen nach 13
Steroide 67
Stimmband 152
Stimmbildung 169
Stimmbruch 170
Stimme
  Behauchtheit 170
  Entwicklung 170
  Erkrankungen 169
  Rauhigkeit 170
  Unreinheit 170
Stimmlippen 152
  adaptierte 169
  Randkanten-
    verschiebung 169
  Schwingungs-
    amplitude 169
Stimmlippenknötchen 155
Stimmlippenparese,
  ipsilaterale 146
Stimmlippenpolyp 155
Stimmlippenspannung 169
Stimmprothesen 162
Stimmrehabilitation 162
Stimmveränderung 155
Stirnhöhlenosteom 83
Stottern 171
Stratum cutaneum 2
Stratum fibrosum 2
Stratum mucosum 2
Streptococcus
  pneumoniae 75
Streptokokken, β-
  hämolysierende 16, 116
Streptokokken, β-
  hämolysierende A- 60
Stridor 164, 167
Stroboskopie 169
Strumektomie 156
Studentenkrankheit 120
Subperiostalabszess 76
Supraglottitis 154
Synechie 71

Syphilis 68

T

Tachyphylaxie 69
Tamponade 73
Tegmen 3
Tinnitus 36, 37, 38, 43, 46
  objektiver 44
  Therapie 43
Tonschwellenaudiometrie 9
Tonsilla pharyngea 86
Tonsillae linguales 86
Tonsillae palatinae 86
Tonsillektomie 118, 123
Tonsillenkarzinom 123
Tonsillitis, chronische 118
Tonsillotomie 119
Tornwaldt-Zyste 111
Toti, Operation nach 82
Toxoplasma gondii 142
Toxoplasmose 142
Trachea
  Anatomie 163
  Bifurkation 163
  Fehlbildungen 165
  Knorpelspangen 163
  Schleimhaut 164
  Tumoren 168
  Untersuchung 164
  Verletzung 167
Trachealstenose,
  subglottische 167
Tracheomalazie 164
Tracheoskopie 164
Tracheostomie
  dilatative 166
Tracheotomie 158, 165
Tragusdruckschmerz 20
Traktionsdivertikel 128
Tränennasenweg 56
Trigeminusast, 3. 4
Trigeminusneuralgie 17
Trigeminusschmerzen 50
Trommelfell 1, 3
  Anatomie 1
  Beweglichkeit 11
  Histologie 2

multiple Perforationen 34
Perforation,
  traumatische 22
  randständiger Defekt 29
  retrahiertes 24
  Riss 36
  Schwingungs-
    widerstand 11
Trommelfell-
  beweglichkeit 1
Trommelfellbeweglichkeit 6
Trommelfellperforation 21, 28
Trommelfellverletzung 18
Trommelfellverschluss-
  plastik 30
Truncus sympathicus 133
Tubenbelüftungsstörungen,
  kindliche 3
Tubendurchgängigkeit 6
Tubenmittelohrkatarrh 23
  akuter 24
Tubenventilationsstörung 23
Tuberkulose 68
Tumor, Nasopharynx 111
Tympanogramm 26
Tympanometrie 11
Tympanoplastik 22, 30

U

Umbo 1
Uveitis 100
Uvulaödem,
  posttraumatisches 119

V

V. jugularis interna 131
Valsalva-Versuch 6
Ventriculus laryngis 147
Vertäuben 9
Vestibularisausfall, akuter 40
Vestibularisprüfung
  Drehprüfung 14
  optokinetische 14
  thermische 14
Vestibularisstörung 46

periphere 39
Vestibularorgan
  einseitige Untererregbar-
    keit 17
Virchow-Drüse 142

W

Waldeyer-Rachenring 86
Wernicke-Aphasie 170
West, Operation nach 82
Wharton-Gang 95

X

Xerophthalmie 90
Xerostomie 90

Z

Zenker-Divertikel 124
zerebrales Ödem 131
Zerumen 17
Zeruminaldrüsen 17

Zunge
  Anatomie 85
Zungenbeschaffenheit 86
Zungengrundstruma 145
Zungenkarzinom 93
Zungenmuskulatur 92
Zyanose 153
Zyklus, nasaler 54
Zylindrome 102
Zystadenolymphom 104